歯を磨いてもむし歯は防げない

前田一義

青春新書
INTELLIGENCE

はじめに

「毎日、ちゃんと歯を磨いているのに、むし歯になってしまった」

そんな経験はありませんか？

1日3回、食後に歯を磨いている。なのに、むし歯ができてしまったという患者さんは、私のクリニックでも珍しくありません。

日本人の多くが、「むし歯になるのは、歯磨きをさぼったせい」と思っていますが、じつは違います。「歯を磨いても、むし歯になる」という研究があるほどです。

同様に、よくある誤解に「甘いものを食べる人ほど、むし歯になりやすい」というものがあります。「糖」がむし歯菌のエサになるのは事実ですが、糖だけがむし歯の原因ではありません。「食べ方」ひとつで、むし歯のリスクは減らせるのです。

世界的に、むし歯や歯周病が少ない国として知られるスウェーデンは、歯科医療先進国。

80歳代で残っている歯の数は平均で約21本（20本以上あれば、食事を噛《か》んで食べることができ、健康な生活を送れるといわれています）。一方で、80歳代の日本人は平均で約14本しか歯が残っていません。

この差はどこから生まれているのか、さまざまな角度から検証し、最新のオーラルケア（口腔《こうくう》ケア、歯と口のケア）を紹介したのが本書です。

私は、世界最高峰の歯科として知られるスウェーデンのイエテボリ大学の短期研修を受講して最新の治療法と予防ケアを学び、世界中の歯科医師（歯医者）と交流がありますが、むし歯・歯周病予防をはじめとする日本人の歯と口のケアは、世界標準からかなり遅れていると感じています。

近年、口の中の健康は全身の健康と密接な関連があり、歯と口のケアは健康寿命を延ばすといわれています。

「口の中を健康に保つことで全身の健康を維持していただきたい」

この本がみなさんの健康寿命を延ばす一助となれば幸いです。

前田一義

目次

第2章

日本人の9割が知らない間違いだらけの口腔ケア

第3章 治療から予防へ――スウェーデン式実践方法

第4章

日本の治療常識は世界の非常識

第5章 口の中の健康が健康寿命をのばす

本文デザイン・図版制作◉岡崎理恵　編集協力◉今井順子　企画協力◉合同会社DreamMaker

第1章

なぜ、スウェーデン人は砂糖の消費量が日本人の2倍なのに、むし歯は半分なのか？

世界最高峰のイエテボリ大学で出されたケーキの量に衝撃！

次のページの写真は、歯科医学の分野で世界的に有名なスウェーデンのイエテボリ大学歯学部カリオロジー（むし歯学）科を表敬訪問したときのものです。私の歯科の師匠である岡本浩先生、竹内泰子先生にお供をして、お邪魔しました。

岡本先生は、日本人で初めてイエテボリ大学で勤務された、日本の歯周病学のパイオニアです。竹内先生は、イエテボリ大学への留学経験もお持ちです。

表敬訪問では、歯科医学について貴重なお話をいろいろ伺いました。その後、ケーキをご馳走《ちそう》になったのですが、驚いたのが、その量です。教授たちはそれぞれ手作りのケーキを持参され、ホール状のケーキがいくつも並ぶ中、みんなで切り分けて食べるのです。

切り分けられたケーキが私の目の前に何種類も置かれ、ふだんケーキを食べなれないこともあり、私には目の眩《くら》むような量でした。それも砂糖をたっぷり使い、とてつもなく甘いのです。

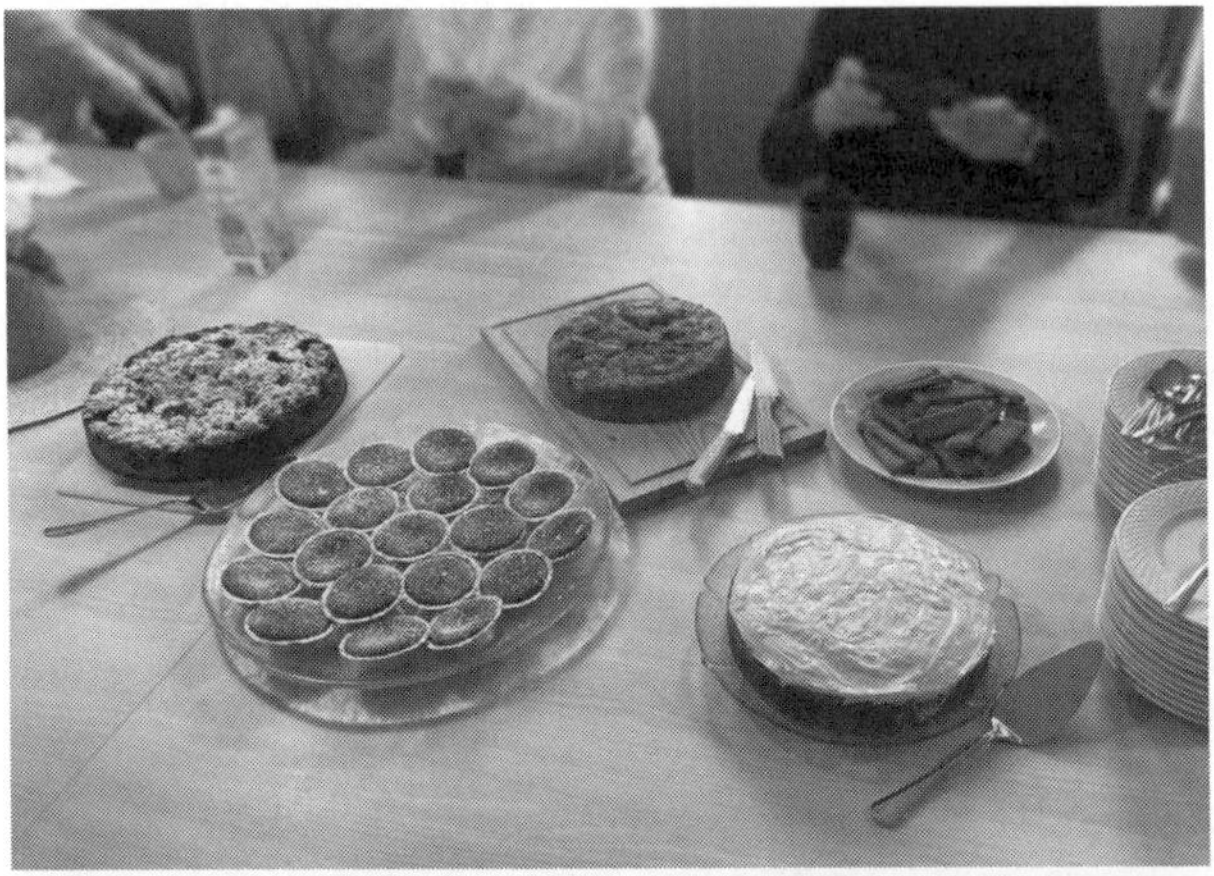

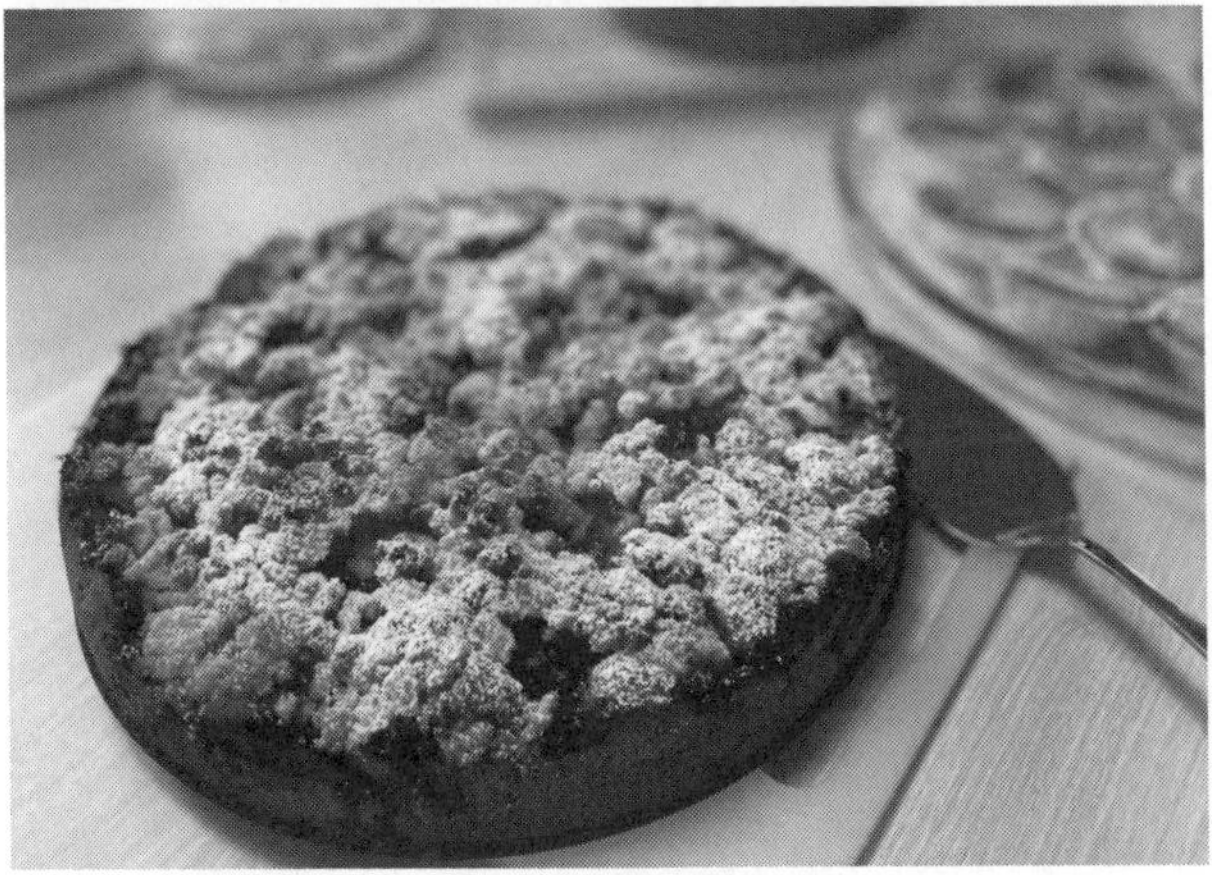

スウェーデン・イエテボリ大学カリオロジー科にて

これらを教授たちは、ニコニコ顔でパクパク食べていました。私も全種類に手をつけましたが、さすがに完食は無理でした。

スウェーデン王立イエテボリ大学は、世界大学ランキング（2021年）で歯学部門1位の大学です。歯科研究機関として最高峰に位置します。いわば、むし歯にならない方法を知っている、プロ中のプロ。そんな人たちが、職場で大量の甘いケーキを食べている。「甘いもの」＝「むし歯」でないことは私も知識として知っていますが、それを実感させられる出来事でした。

第2章で詳しく説明しますが、甘いものは、歯をむし歯にするむし歯菌にとって、格好のエサです。とはいえ、むし歯のメカニズムを知り、食べ方を工夫すれば、どれだけ甘いものを食べても、むし歯リスクは限りなくゼロに抑えられるのです。

たとえむし歯になっても、初期の段階で治療すれば、痛みもありません。イエテボリ大学の教授たちは、そのことを熟知しているから、ケーキを好きなだけ食べられるのです。

データで見る砂糖の摂取量と、むし歯の関係

甘いものをたくさん食べてもむし歯にならないのは、スウェーデン人の砂糖の摂取量とむし歯の罹患《りかん》率を見ても明らかです。17ページのグラフは、2021年の各国における一人当たり砂糖消費量を示したものです。

スウェーデンが34・1キロ、日本が17・7キロで、スウェーデン人は日本人の2倍近い砂糖を消費しています。また、スウェーデンは欧州諸国の中でも、とりわけ砂糖の消費量が多い国の一つです。

一方、むし歯の罹患率（3歳、6歳、12歳の平均）は、スウェーデンで17・3パーセント（2021年スウェーデン国立保健福祉委員会）、日本は33・1パーセント（厚生労働省令和2年歯科疾患実態調査）。砂糖をスウェーデンの半分ぐらいしか摂《と》らないのに、スウェーデンのほうが日本よりも、むし歯罹患率が低い傾向にあります。

むし歯予防というと、歯磨きを思い浮かべる人も多いでしょう。

歯磨きについては、2018年に実施された「Oral Health Global Report」という調査データがあります。世界40カ国、約4000万人を対象にしたもので、1日で歯磨きにかける時間が最も長いのは、日本人の平均6・4分でした。日本人は歯磨きにかける時間が、世界一長い国民なのです。

つまり、日本人は砂糖の消費量が少なく、歯磨きもちゃんとしている。それなのに、むし歯の罹患率は、スウェーデン人より高いのです。

そこには日本人の口腔《こうくう》ケア常識が、世界標準から40年以上遅れているという現実があります。

「むし歯予防には歯磨きが大切」と言いながら、その歯磨き法が最新の口腔医療から見ると間違いだらけなのです。歯磨き時間、歯磨き粉、磨き方など、さまざまな点で効果の少ない磨き方になっているのです。

たとえば、フッ素配合の歯磨き粉で歯磨き後、コップにたっぷりの水を入れて何度も口をゆすぐ習慣です。後で述べるようにフッ素の活用はむし歯予防に効果的ですが、せっか

スウェーデン人は砂糖の消費量が日本人の2倍

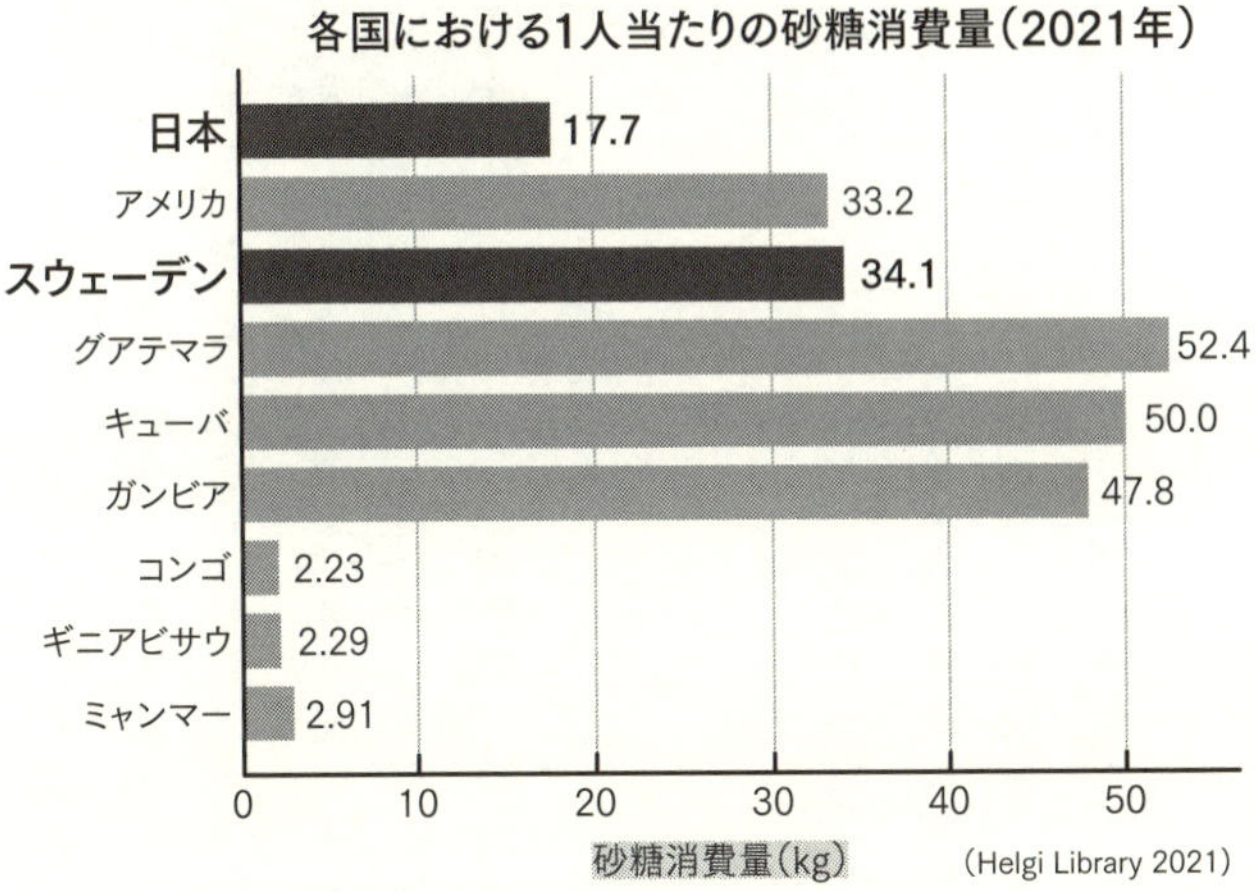

（Helgi Library 2021）

スウェーデンと日本のむし歯罹患率

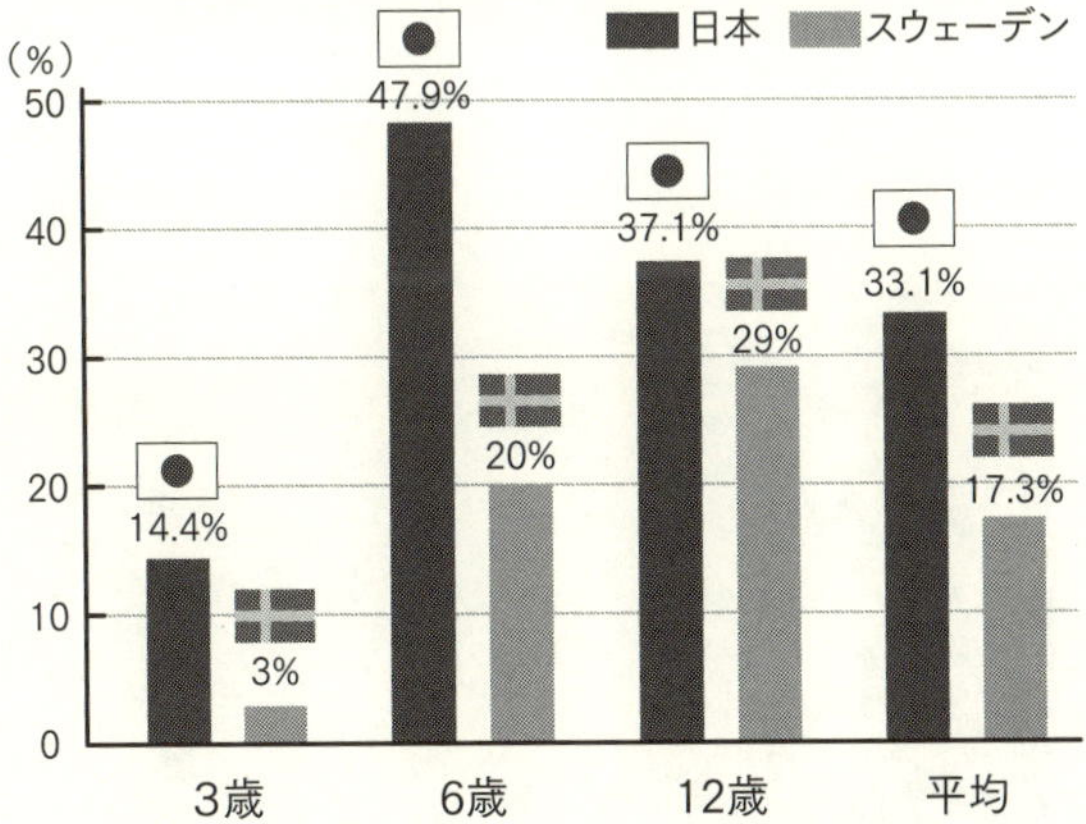

（厚生労働省 令和2年歯科疾患実態調査
スウェーデン国立保健福祉委員会年次報告書 2021）

くフッ素を使っても口の中をゆすいでしまっては、フッ素成分が洗い流されてしまいます。

また、スウェーデン人の多くは、歯磨き後にフロスや歯間ブラシなどを使って、プラーク（歯垢《しこう》）を取り除いています。日本でも最近はフロスや歯間ブラシを使う人が増えていますが、残念ながら使い方を間違えている人が少なくありません。

そもそも、フロスと歯間ブラシは、用途がまったく異なります。詳しくは第2章で解説しますが、フロスはむし歯予防、歯間ブラシは歯周《ししゅう》病治療のための器具です。でも両者を同じようなものと考え、「こっちのほうが使いやすいから」といった理由で選んでいたりします。

さらにいえば、口腔ケアは自宅だけでは不十分です。大事なのは定期検診で、スウェーデンでは子どもの頃から歯科医院で定期検診を受けるのが当たり前になっています。成人になってからも、8割の人が定期検診を受けています。

残る2割は、大半が移民と思われます。移民には貧しい人が多く、歯科医療に時間もお金もかけられないからです。

ちなみに歯科医療への関心が高い国として、アメリカもあります。そのアメリカでは、定期検診の受診率が二極分化しているようです。富裕層は定期的に歯科検診に通い、健康な歯を維持しています。一方、お金がない層は定期検診に行けず、むし歯や歯周病に苦しんでいます。

定期検診の大切さは、日本でも認識され始め、近年は受診する人が増えています。とはいえ、その割合はまだまだ少ないものです。2014年に全国の1181の歯科医院で実施された調査によると、定期検診を受けている人は37パーセントでした。半数以上は、定期検診を受けていない状況です。

また、定期検診を受けていても、「歯石取り＝歯のメンテナンス」と勘違いしている人がなんと多いことか。あるいは、ちょっとしたむし歯を見つけ、「じゃあ、治しておきましょう」と治療する歯医者もいます。患者としては「来てよかった」となりますが、じつは削らずにすむ方法があるのに削ってしまい、将来のむし歯リスクを高めていることもあるのです。

結果として、むし歯が再発し、何度も治療するはめになる。最悪の場合、抜歯して入れ歯に至るケースも少なくありません。

「80歳になっても20本以上の歯があるスウェーデン人」の秘密

では、なぜスウェーデンは、むし歯の罹患率が低い国になったのでしょう。じつをいうとスウェーデンは、かつて日本以上にむし歯の罹患率が高い国でした。むし歯が悪化して抜歯する人も多く、高齢者の多くは入れ歯をしていました。

もともとスウェーデン人は、イエテボリ大学の教授たちに限らず、甘いものが大好きです。スウェーデンには「フィーカ」と呼ばれる、甘いものと一緒にコーヒーや紅茶を楽しむ習慣があります。

自宅はもちろん、職場でも多くはフィーカの時間を設けています。同僚らとお菓子を食べながら会話を楽しみ、息抜きをするのです。

そんなスウェーデンでは、むし歯や歯周病の罹患率が高く、これが政府にとって悩みの種でした。罹患率が高いと、それだけ医療費がかかります。また、むし歯や歯周病の人は、

スウェーデンにおけるむし歯の発生率と医療費の推移

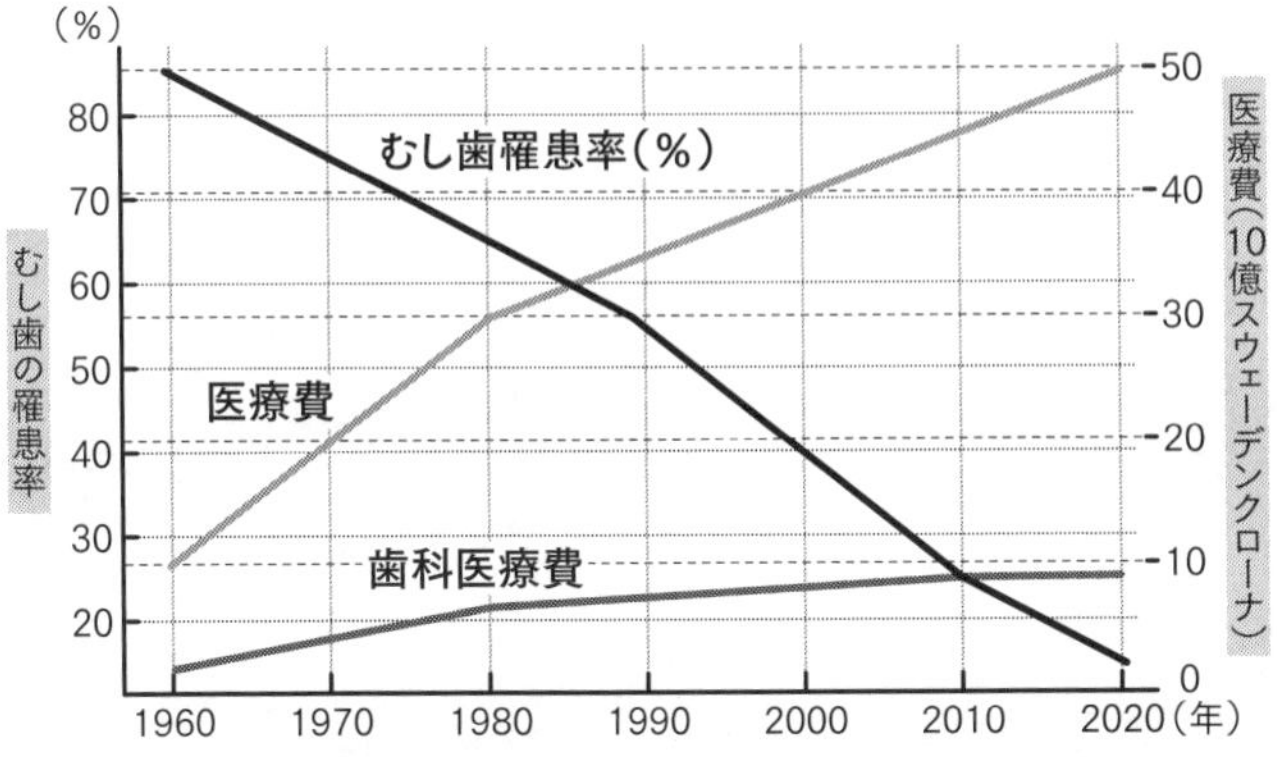

(スウェーデン国家福祉委員会、スウェーデン統計局(SCB)のデータをもとに作成)

スウェーデンと日本の「80歳代の歯の本数」比較

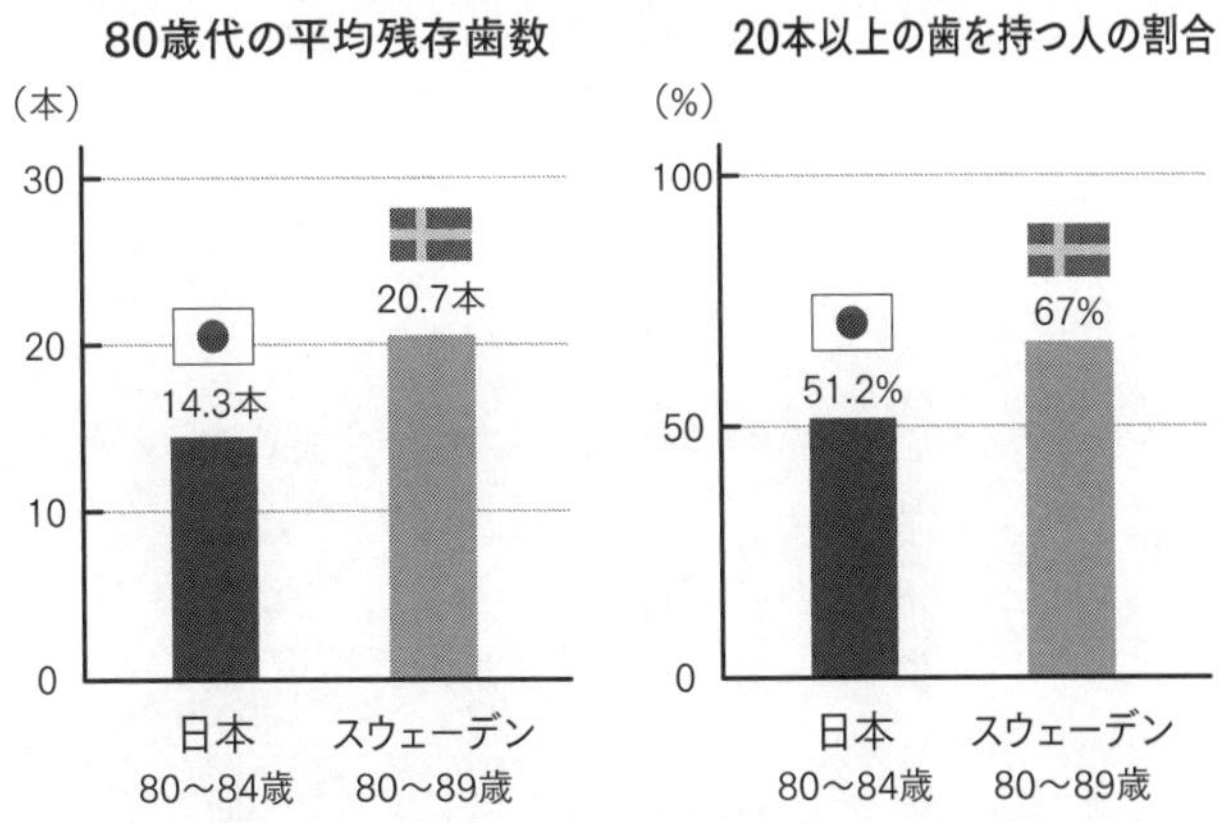

(厚生労働省 令和3年歯科疾患実態調査
Swedish National Board of Health and Welfare,"Elderly Oral Health Suvey 2022")

ほかの病気にも、かかりやすいことがわかっていました。

たとえば歯周病の人はリウマチ、糖尿病、脳梗塞、心筋梗塞、がんなど、さまざまな病気のリスクが高まります。最近も2024年1月には九州大学大学院歯学研究院の研究グループが「奥歯を失うとアルツハイマー型認知症の発症リスクが高まる」と発表して話題になりました。

そこでスウェーデン政府は、むし歯や歯周病予防に力を入れだすのです。予防歯科に力を入れることで、全体の医療費を下げようと考えたのです。

1970年頃から取り組みが始まり、そこから得られたデータをもとにした、予防歯科に関する研究も進みました。ここで調査・研究に大きな力を発揮したのがイエテボリ大学です。

1985年から2020年にかけて、12歳児のDMFT指数（むし歯を経験した歯の数。後述）が3・1から0・7へと約77パーセント減少しました。21ページの表からわかるように、歯科医療にかかる費用も、総医療費の伸びに比べ、はるかに低く抑えられています。

歯の健康について、「8020運動」をご存じの方も多いでしょう。いつまでも自分の歯でおいしく食べるために、80歳で20本以上の歯を残そうというものです。

日本で2021年に行われた歯科疾患実態調査では、80〜84歳における残存歯数の平均は、約14・3本でした。一方、スウェーデンで2022年に発表された80〜89歳の平均残存歯数は約20・7本で、スウェーデンのほうが6・4本多く、「8020運動」の目標をクリアしています。まさにスウェーデンは、日本が目指す歯科医療を実現している国になったのです。

ちなみに、20本以上の歯を持つ人の割合は、日本51・2%、スウェーデン67%。スウェーデンのほうが15・8ポイント高いのです。

日本の歯磨き粉には、むし歯予防効果がない!?

日本の予防歯科をはじめとする歯科医学が遅れているのは、フッ素の扱い一つとってもわかります。

歯に関する世界常識の一つに、「フッ素は歯を強くする」というものがあります。そこからフッ素を配合した歯磨き粉が、世界では当たり前のように売られています。むし歯予防に効果があるフッ素濃度は1500ppmです。ppmは濃度の単位で、数字が大きくなるほど濃度が高くなります。

ところが、つい最近まで、日本の歯磨き粉のフッ素濃度は1000ppmが上限でした。せっかくフッ素配合の歯磨き粉を使っても、むし歯予防としてはほとんど効果のないものを日本人は使っていたのです。

2017年になってようやく上限が1500ppmになり、1500ppmに近いフッ素濃度の歯磨き粉が販売されるようになりました。ただし、高濃度のフッ素を配合した歯磨き粉はまだまだ少なく、「フッ素配合」とだけ表記されたものは、従来どおり1000ppm以下しか含まれていません。

高濃度のフッ素を配合したものは「1450ppm」などと数字が記載されています。購入するときは、数字を確認することが大事です。

また、人によっては、一般の人よりむし歯リスクが高いことがあります。病気や薬の副作用で唾液《だえき》の出にくい人や、胃がんの手術により小分けして食べなければいけない人などです。小分けして食べる人は、その分、食事回数が増えるので、それだけむし歯リスクが高まります。

平均値と比べて、むし歯になった回数が多い人も、むし歯リスクが高いといえます。平均値はＤＭＦＴ指数と呼ばれる、過去にむし歯になった歯の本数からわかります。「未治療のむし歯」「むし歯で抜いた歯」「治療済みの歯」の合計で、過去のデータから年代別の平均値がわかっています。

35～44歳なら12・1本、45～54歳なら14・8本といった具合です。私は45～54歳に入りますが、ＤＭＦＴ指数は3本なので、むし歯リスクは低いといえます。逆に20本ぐらいある人なら、むし歯リスクは高いといえます。

むし歯リスクの高い人の場合、１４５０ｐｐｍのフッ素では足りず、５０００ｐｐｍの歯磨き粉を使ったりします。５０００ｐｐｍの歯磨き粉は、スウェーデンでは市販されていますが、日本では販売が認められていません。先に述べたように日本の歯磨き粉のフッ素濃度は１５００ｐｐｍが上限なので、むし歯リスクの高い人に使ってほしい５０００ｐ pmの歯磨き粉は、使いたくても使えないのが現状です。

「むし歯は病気ではない」は間違い

むし歯や歯周病は、誰もがかかる病気です。とくに歯周病は、ギネスブックに「世界で最も一般に蔓延《まんえん》している感染症」と記されているほどです。つまり、歯周病は世界で一番はやっている病気なのです。

むし歯や歯周病が怖いのは、歯を失うリスクが高いことです。実際、歯を失う原因の1位は歯周病、2位はむし歯です。

世界一なりやすい病気で、悪化すると歯を失ってしまう。それほど怖い病気なのに、日本人の多くは、「むし歯や歯周病は病気である」という認識を持っていません。

予防歯科の世界的権威で、イエテボリ大学カリオロジー科のピーター・リングストロム(Peter Lingström)教授の授業で聞いた話で、「むし歯は病気ですか」という問いに対し、「イエス」と答えた人は、わずか14・7パーセントでした。一方、「歯周病は病気ですか」という問いに、62・4パーセントが「イエス」と答えています。「風邪は病気ですか」という問いには、86・7パーセントが「イエス」と答えるのに、むし歯に対しては無警戒なのです。

むし歯や歯周病で歯を失えば、ものが食べられなくなります。これは動物なら「死」を意味します。人間は入れ歯やインプラントで補うこともできますが、自分の歯で食べるのが一番です。

そもそも、むし歯ができても、初期段階なら簡単に治ります。むし歯の原因であるむし歯菌が歯の表面のエナメル質を溶かし、その下にある象牙質《ぞうげしつ》に達するまでには数年かかるといわれています。

むし歯で痛みを感じるのは、象牙質まで達したときです。象牙質に達する前に治療すれば、痛みもなく、簡単な治療で終わります。そこが日本では周知されていないから、痛くなってから歯医者に駆け込むことになります。そして痛い治療を受けることになるのです。最悪の場合、抜歯することにもなります。

第2章以下では、スウェーデンをはじめ世界で常識になっている歯科医療に関する知識や、実際に行われている口腔ケアや治療法などをご紹介します。さらに世界の常識から外れた日本の歯科治療の実態も、警鐘を鳴らすためにご紹介していきます。

第2章

日本人の9割が知らない間違いだらけの口腔ケア

カン違い 1

甘いもの好きは、むし歯になりやすい

↓大事なのは「食べ物」より「食べ方」。ダラダラ食べはＮＧ

歯の健康を保つうえで、日本人が最も勘違いしていることの一つが、「甘いもの」に対する考え方です。

一般に「甘いものを食べる人ほど、むし歯になりやすい」といわれます。そこから「甘いものを食べたあとは、しっかり歯を磨きましょう」という話にもなります。

しかし、前に紹介した、スウェーデン人が超甘党で、おやつの時間（フィーカ）に甘いお菓子を食べる習慣があることを思い出してください。

むし歯予防で大事なのは、食べる内容よりも「食べ方」です。じつは食事の回数が1日4回までなら、むし歯になりにくいことがわかっています。つまり、朝、昼、夜に加え、1回の間食です。そこで食べるものが甘いかどうかは無関係です。

むし歯の原因は、口の中にいるむし歯菌が、糖と炭水化物をエサにして酸をつくり、この酸が歯を溶かしていくからです。

歯が溶けるのは、口の中のpH（水素イオン指数）が5・5以下になったときです。

口の中はふだんはpH7で中性ですが、食事をすると酸性に傾きます。そしてpH5・5以下になると、酸が歯の表面を覆うエナメル質を溶かしていきます。これを「脱灰《だっかい》」といいます。

pH5・5以下の状態が続くと、歯は酸によって溶けつづけます。ただし、唾液の働きにより、口の中はやがて中性へと戻りだします。pHが5・5より高くなれば脱灰が止まり、それ以上は溶けなくなります。

脱灰が止まると歯の修復が始まり、これを「再石灰化」といいます。この脱灰と再石灰化は、食事をするたびに繰り返されます。つまり食事をすると歯の表面が溶けだし、食事を終えてしばらくすると修復されていくのです。

脱灰と再石灰化がバランスよく行われていたら、歯はつねに元の状態に戻るので、むし歯になりません。

ところが、口の中がpH5・5以下の状態が長く続くと、溶ける速度に修復が追いつかず、むし歯になっていくのです。

次のページのグラフは、脱灰と再石灰化が繰り返される様子を表した「ステファンカーブ」と呼ばれるものです。1日の食事が朝食、昼食、間食、夕食だけなら、脱灰と再石灰化はバランスよく行われ、むし歯になりません。

ところが朝食、昼食、間食、夕食の合間にも、**ダラダラとものを食べたり飲んだりしていると、口の中がpH5・5以下の状態が長く続きます**。結果として、むし歯になりやすいのです。

つまり、大事なのは食事の回数で、極端な話、食事の回数が1日4回（ダラダラ食べをしない場合）なら、1回につき、どれだけ甘いものを食べても問題はないことになります。

そこから以前、患者さんにこんなアドバイスをしたことがあります。

むし歯治療に来られた方で、コーラが大好きという話でした。仕事中も時間があれば、コーラをちょくちょく飲んでいるそうです。

炭酸が入っているので気づきにくいですが、コーラには大量の砂糖が入っています。500ミリリットルのコーラで56・5グラム、角砂糖にして約17個分になります。この方は大型のペットボトルに入ったコーラを買い、仕事の合間に少しずつ飲んでいたそうです。

ステファンカーブ

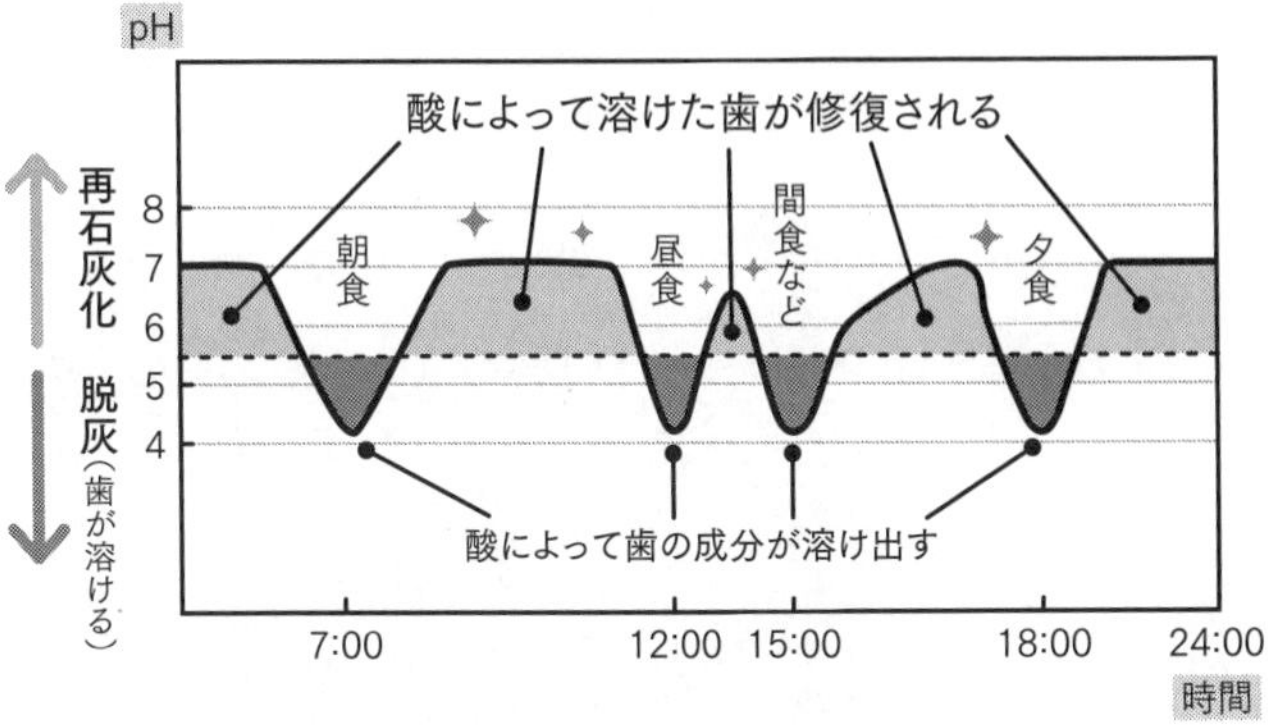

これは1日4回の食事（朝食、昼食、間食、夕食）以外に、ちょこちょこ甘いものを食べているのと同じです。口の中は、つねにpH5・5以下となり、溶けだした歯を修復できません。

そこでコーラを飲むなら、一気に飲むようお伝えしました。大型のペットボトルからちょくちょく飲むのではなく、ミニサイズのペットボトルを買って、一度で飲みきる。それも食事のときに飲むようにすれば、糖を摂る回数は変わらないので、むし歯リスクはグンと減ります。

甘いケーキも同じです。食事と一緒に食べ

るなら、回数自体は増えないので、どれだけ食べても、むし歯リスクは小さくなります。

逆に気をつけたいのは、スポーツドリンクや栄養ドリンク、乳酸菌飲料です。「体にいいから」と毎日飲む方も多いですが、かなりの糖分が含まれています。飲むなら、食事と一緒にしてください。これなら糖を摂る回数が増えず、むし歯リスクは減らせます。

飴《あめ》も要注意です。口寂しいとき、つい口の中に入れがちですが、飴にも糖が含まれます。量は少なくても、糖が口の中にある限り、口の中はpH5・5以下になり、脱灰が起こります。のど飴を「のどにいいから」と一日中なめていたら、ある意味、一日中食事をしているのと同じです。注意していただきたいと思います。

処方箋 コーラを飲むなら一気飲み、ケーキを食べるなら一気食い!

カン違い 2

食後はグレープフルーツジュースで口の中をスッキリ
↓食事の最後に「すっぱいもの」をとる人は要注意！

前項でも述べたように、むし歯の原因は、口の中の糖と炭水化物がむし歯菌のエサになるからです。そのため甘いものに気をつける人は多いですが、一方で酸っぱいものになると無頓着《むとんちゃく》な人が少なくありません。

お酢や柑橘《かんきつ》類など、すっぱいものは体にいいというイメージもあります。とはいえ、歯の健康という点では、すっぱいものも要注意です。

すっぱいものはpHの値が小さい酸性です。むし歯菌が出す酸に限らず、酸には歯の表面を覆うエナメル質を溶かす働きがあります。すっぱいものを食べすぎたり飲みすぎたりすると、酸で歯が溶けてしまうことがあるのです。

これを**「酸蝕症《さんしょくしょう》」**といいます。むし歯がむし歯菌が出す酸で歯が溶ける病気であるのに対し、酸蝕症は食べ物や飲み物の酸で歯が溶ける病気です。

たとえば、食べ物を吐いたり逆流性食道炎になったりすると、胃液が逆流して歯が溶けることがあります。これは胃酸が強い酸性の酸だからです。

すっぱい食べ物の代表格にレモンがありますが、レモンのpHは2・3です。胃酸は、それより強いpH1・0〜1・5です。胃酸が強い酸性だから起こる現象で、同じことが食べ物や飲み物で起こることもあるのです。

私の患者さんにも「健康にいいから」とお酢を飲み続け、形が変わるほど歯が溶けてしまった人がいました。セラミックをかぶせる治療をしましたが、酢にはそれぐらい歯を溶かす力があるのです。

強い酸性の食べ物や飲み物は、意外にたくさんあります。ドレッシング、果物、柑橘系のジュースや飴などです。これらを摂るとき、とくに注意したいのが最後に何で終えるかです。

最後に食べたり飲んだりしたものが酸性だと、口の中はしばらく酸性が続きます。歯が溶けやすい状態で、そのまま歯磨きすると歯ブラシによる摩擦で歯を傷つけやすくなります。

これを防ぐには、食事の順番を工夫することです。私がイエテボリ大学歯学部の短期研

飲み物と食べ物のpH

※pHは商品や種類によって異なりますので数値は一例です。

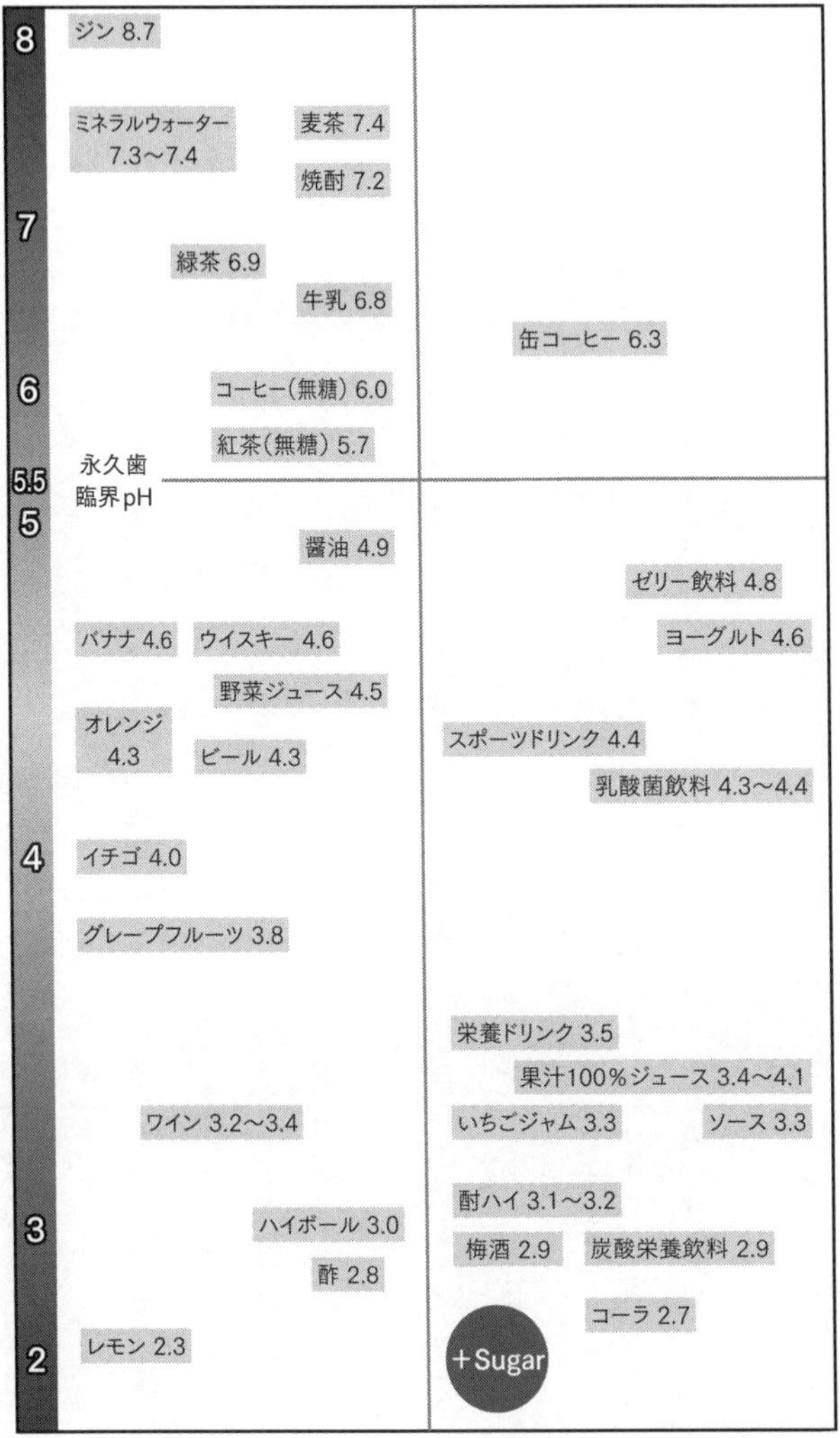

（伊藤直人著『カリエスブック』をもとに作成）

修を受けたとき、先に紹介した予防歯科の第一人者ピーター・リングストロム教授が朝食を食べる順番を次のように解説しました。

「コーンフレークとミルク」「オレンジジュース」「パン、チーズ、紅茶」を食べるときです。

①「コーンフレークとミルク」↓「オレンジジュース」↓「パン、チーズ、紅茶」

②「コーンフレークとミルク」↓「パン、チーズ、紅茶」↓「オレンジジュース」

①の順番で食べたときは、食後すぐの歯磨きは「問題なし」とのことでした。一方、②の順番で食べたときは、食後すぐの歯磨きは「問題あり」とのことでした。オレンジジュースは酸性なので、口の中はしばらく酸性になっているからです。

①もオレンジジュースを飲んでいますが、その後に紅茶を飲んでいます。紅茶のpH値は5・7～6程度で、最後が歯が溶ける臨界pH（pH5・5）より高い状態になるから「問題なし」となるわけです。

食後すぐに歯を磨きたいなら、食事の最後は紅茶やコーヒー、麦茶、緑茶など中性かアルカリ性の飲み物で終えるのがベターです。あるいはガムを噛んで、唾液の分泌を促進する方法もあります。唾液の作用で、口の中が早く中性になります。

酸蝕症から歯を守るには、飲み方を工夫するのも一つの方法です。ストローを使い、できるだけ歯に触れないようにすることで、リスクを減らせます。

また、お酒のｐＨは、種類によってかなり異なります。ワイン、日本酒やビールなどの醸造酒は、総じて酸性です。とくにワインのｐＨは低く、日本酒やビールがｐＨ４程度なのに対し、ワインはｐＨ３程度です。

逆に焼酎やジンなどの蒸留酒はｐＨが高く、なかでもジンは、商品にもよりますがｐＨ８ぐらいのものもあります。理論上は、食事の最後にジンを飲めば口の中はアルカリ性になり、歯が溶ける心配はないことになります。

処方箋　食事の最後は酸性で終わらせない

カン違い 3

むし歯になるのは歯磨きをさぼったせい

↓歯磨きの目的は食べカスを落とすためではない

むし歯予防というと、多くの人がまず思い浮かべるのが歯磨きでしょう。そこから、むし歯になると「歯磨きをさぼったから」と後悔する人も少なくありません。あるいは日頃から真面目に磨いていて、「あんなに歯磨きしていたのに、まだ足りなかったのか」とショックを受けるかもしれません。

でも、むし歯になるのは、この章の最初で述べたように、口の中のｐＨが５・５以下の状態が長く続いたときです。

歯磨きの目的は、むし歯予防よりも、歯周病を予防するためです。むし歯が歯が溶ける病気であるのに対し、歯周病は歯茎《はぐき》が炎症を起こしたり、歯の周りの顎《あご》の骨が溶ける病気です。

歯は顎の骨によって支えられています。歯周病が進んで顎の骨が溶けると、最後は歯を支えられなくなり、歯が抜けることになります。

歯周病の原因は、歯の表面に付いたプラーク（歯垢）です。

プラークはバイキンの塊《かたまり》で、白くネバネバしています。このプラークは、口をゆすいだり薬品を使うことでは取れません。

お風呂や台所のヌルヌルした汚れをイメージすると、わかりやすいでしょう。

これはバイオフィルム（菌膜）と呼ばれ、やはり薬品や洗剤などでは落ちません。ブラシなどでゴシゴシこすって、物理的に落とすしかありません。こすることで塊になっていたバイオフィルムがバラバラになり、こうなれば薬品や洗剤で死滅させることができます。

プラークもバイオフィルムの一種で、落とすには歯ブラシでこするしかありません。

ちなみに近年、「プラークを完全に取り除く」といった触れ込みで、ウォーターピックが注目されています。直訳すると「水のつまようじ」で、水流で口腔内を洗浄する装置です。

なかには1万円以上するものもありますが、プラークは水を当てただけでは取れません。

「プラークの除去能が最も低いのは水流圧洗浄器（細菌は水流で取り除けない）」というのは、歯科医師の国家試験にも出てくるほど常識で、かつ間違えやすい問題でもあります。

水流で食べカスを取ることはできても、プラークは落とせません。使うと口の中がスッキリすることでも人気のウォーターピックですが、歯周病予防のためには歯磨きと併用して使うようにしてください。

処方箋 歯周病予防では物理的にプラークを落とすことが大事

カン違い 4

歯磨きのあとは、しっかりゆすいで口の中のバイキンを吐き出す
↓歯に取り込んで強くするためにフッ素成分を残しておくことが大事

前項で歯周病予防には歯ブラシでプラークを落とす、つまり物理的作業が大事と述べました。一方、むし歯予防で大事なのは、フッ素の活用です。

市販の歯磨き粉に「フッ素配合」と表記されたものがあります。このフッ素が大事で、フッ素には、歯を強くして同じpHでも溶けにくくなる作用があります。一方で、再石灰化の働きを促す作用もあり、フッ素を取り込むことによって、歯の表面が「ハイドロキシアパ

タイト」から「フルオロアパタイト」に変わります。それによって歯が強くなり、むし歯リスクを大きく減らすことができるのです。

近年はフッ素が歯を強くすることが知られ、フッ素配合の歯磨き粉を使う人も増えています。前項で歯磨きの目的は歯周病予防と述べましたが、フッ素配合の歯磨き粉を使うなら、歯磨きでむし歯予防もできます。

むし歯予防効果のある歯磨き粉のフッ素濃度は1500ppmなので、これに準じる濃度の歯磨き粉を使うことが大事です。

ただ、ここで残念なのがフッ素配合の歯磨き粉で、せっかくフッ素を使ったのに、その後、口をゆすぐことでフッ素を洗い流す人が多いことです。

歯磨きのあと、水で口をゆすぐのは常識と思われがちです。口の中が歯磨き粉まみれでは気持ち悪いと感じる人は多いでしょう。口の中のバイキンを出すためにも、口をゆすぐことは大切と思っているかもしれません。

これは日本人特有の感覚で、海外では歯磨きのあと口の中をゆすがない人も少なくありません。とくにフッ素の効能を子どもの頃から教えられているスウェーデン人は、フッ素を洗い流すことはしません。せいぜい口の中の余分な歯磨き粉を吐き出す程度です。

フッ素配合の歯磨き粉による歯磨き効果を求めるなら、口の中はゆすがないほうがいいのです。どうしても気持ち悪い人は、ペットボトルのキャップ1杯程度の水でゆすげば十分です。

最初はもの足りないかもしれませんが、慣れればこれで十分になります。

処方箋　歯磨き後のゆすぎは、ペットボトルのキャップ1杯分の水で十分

カン違い5　歯磨きは時間をかけて丁寧に磨く
↓磨きすぎは知覚過敏のもと

歯磨きについて日本では、昔から「3・3・3運動」が推奨されています。「食後3分以内に3分間、1日3回磨く」というものです。子どもの頃から、この習慣を守っている人も少なくありません。

絶対的な間違いとはいえませんが、問題はこれを過大評価して、「歯磨きをすればするほど、むし歯になりにくい」、ひいては「歯磨きにかける時間は長いほどいい」と誤解している人が多いことです。

「私はむし歯になりやすいから、歯磨きには10分以上、時間をかけています」などと言う人もいます。磨くだけでは手持ちぶさたなので、テレビを見ながら、あるいはお風呂に入りながら30分かけて磨く人もいます。

これは明らかに磨きすぎです。詳しくは第3章で述べますが、スウェーデンのイエテボリ大学が考案した歯磨き効果を最大限に引き出すイエテボリ法では、歯磨き時間は2分としています。

しかも、実際にスウェーデン人が歯磨きにかける時間を調べたところ、45〜50秒というデータもあります。45〜50秒でも、きちんとした定期検診を受けていれば、むし歯にも歯周病にもならないのです。

長すぎる歯磨き時間は、むしろ弊害のほうが多くなります。10分も歯磨きに時間をかければ、どうしても注意が散漫になります。ほかのことをしながらなら、なおさらです。自分では磨いているつもりでも、同じところばかり磨いているなど、磨き残しが出やすくなります。

もう一つの弊害は、知覚過敏になりやすいことです。磨きすぎて歯が削れ、歯の根元の象牙質が剥《む》き出しになってしまうのです。

象牙質には、神経につながる無数の穴があいています。歯に対する刺激は、この穴を通して神経に伝わります。そのため磨きすぎて象牙質が剥き出しになると、冷たいものやブラッシングなどの刺激で神経が刺激され、強い痛みを感じるようになるのです。

私のところに「むし歯で歯が痛い」と駆け込んでこられた方がいて、よく見ると磨きすぎによる知覚過敏だったケースが少なくありません。

このような方は、使っている歯ブラシが硬めのことも多く、軟らかい歯ブラシを使うことをお勧めしています。

知覚過敏は一過性なので、時間が経《た》てば痛みはなくなります。とはいえ露出した象牙質から、むし歯になることもあります。

磨きすぎかどうかは、見た目でもわかります。下の歯なら歯茎が下がり、上の歯なら歯茎が上がり、歯が長くなったような見た目になります。また、象牙質の部分は茶色いので、茶色い部分が見えたら磨きすぎだとわかります。

このような状態になったら、治すには歯茎の移植手術しかありません。そうならないためには、長時間の歯磨きはしない。イエテボリ法にあるように、2分も行えば十分です。

処方箋　歯磨き時間は2分で十分

カン違い6 朝起きて、すぐ歯を磨く

↓食前の歯磨きは酸蝕症になりやすい

歯磨きに関するもう一つ多いカン違いに、「朝起きて、すぐ歯を磨く」というものがあります。寝ている間に、口の中はバイキンだらけになっている。気持ち悪いから朝起きたら、すぐに磨いてバイキンを追い出すというわけです。

テレビの健康番組などで推奨することもあるようですが、歯の健康を考えるとお勧めで

きません。朝起きたとき口の中にバイキンがたくさんいるというのは、間違いではありませんが、そもそも口の中には、つねにバイキンがいます。むし歯の原因となる、むし歯菌もいます。歯周病の原因となる歯周病菌もいます。とはいえ朝起きてすぐの歯磨きは、別のリスクを高めます。

ふだん歯の表面は、ペリクルで覆われています。ペリクルとは唾液によって生じるタンパク質の薄い膜で、酸で歯が溶けるのを抑制する働きがあります。歯磨きをすると、このペリクルが取れてしまいます。

朝起きてすぐ歯を磨き、そのあと朝食をとると、ペリクルが落ちた状態で食事をすることになります。その状態で酸味の強いものを食べたり飲んだりすると、酸で歯が溶ける酸蝕症になりやすいのです。

ペリクルは歯磨きをしてから30分もすれば、再び歯の表面を覆います。歯磨き後、30分経ってから食事をするなら、酸蝕症のリスクはなくなります。

そんなに待てないという場合は、朝起きてすぐの歯磨きはやめて、口の中をゆすぐ程度にしてください。それだけで口の中はスッキリします。

ゆすぐだけでは歯に付いたプラークは落ちませんが、朝起きた状態でそこまでこだわる必要はありません。食後の歯磨きで落とせば、十分です。

そもそも口の中には、バイキンがつねにいます。どんなに歯磨きしても、ゼロにはなりません。バイキンと共存しながら、いかに効果的な口腔ケアをするかが重要なのです。

処方箋　歯磨き後は30分あけてから食事する

カン違い 7
歯磨き後のケアはフロスでも歯間ブラシでもOK
↓フロスはむし歯予防、歯間ブラシは歯周病治療のため

すでに述べたように、歯磨きの基本は、フッ素がたっぷり入った歯磨き粉で磨くことです。第3章でご紹介するスウェーデンのイエテボリ法の歯磨きなら、1日2回、それぞれ2分でOKです。

ただし、歯磨きで歯のすべてが磨けるわけではありません。磨けるのは歯の表面だけで、

歯と歯の間まではなかなか十分に磨けません。歯ブラシで磨けない箇所には、プラークがたまりがちです。

そこで歯ブラシ以外の器具を使うことも大事になってきます。歯磨き後に使う歯の清掃器具として、一般にデンタルフロスと歯間ブラシをよく用います。フロスは糸、歯間ブラシは細いブラシのような形をしていますが、両者の違いがわかっていない人が少なくありません。

なかには糸で歯間を掃除するフロスは怖いので、歯間ブラシを使うといった選び方をしている人もいます。あるいは歯間ブラシのほうがプラークがよく取れそうだからと、歯間ブラシを選ぶ人もいます。

これは間違いで、両者は用途が異なります。フロスはむし歯予防のため、歯間ブラシは歯周病治療のための清掃器具です。

形状が違うのは、目的も使い方も違うからです。

フロスは細いナイロンの繊維を使った糸で、糸を歯と歯の間に入れて残っている食べカスやプラークなどを取り除きます。

歯間ブラシは歯と歯の間のプラークを取るものですが、細いものを使うと歯を傷つけやすいので注意が必要です。

歯周病が気になる人は、歯間ブラシよりもスウェーデンの口腔衛生用品メーカー・テペが販売している「イージーピック」をお勧めしています。

歯間ブラシはワイヤーを使っていて、使いすぎると歯を削る心配があります。他社製で、ビニールやプラスチック製のものもありますが、すぐに曲がったり折れたりする欠点があります。

イージーピックはシリコン製で、歯の形状に応じて曲げながらプラークを取り除くことができます。

処方箋　歯を傷つけないためには、歯間ブラシよりテペのイージーピックを

カン違い 8

歯石取りは痛いくらいのほうが予防効果がある
↓痛いのは歯のセメント質まで削っているから

歯科医院で行う口腔ケアの一つに、歯石取りがあります。歯石とは、プラークが石灰化して硬くなったものです。**いわばバイキンの「死骸」なので、じつは歯石自体に害はありません**が、歯石の表面にはプラークが付きやすく、放っておくと、歯周病の原因になります。歯石は歯ブラシで取ることはできず、歯科医院で取り除いてもらうことになります。

この歯石取りについて、「痛くて当たり前」と思っている人が少なくありません。私も患者さんから「歯石取りで、歯をガリガリ削られて痛かった」という話をよく聞きます。でも、これは誤解で、歯石取りが痛いか痛くないかは、手段の違いによるものです。

日本における歯石取りの主流は、「SRP（スケーリング・ルートプレーニング）」と呼ばれるものです。「スケーリング」は、スケーラーと呼ばれる器具を使って歯石をガリガリと除去すること。ルートは「歯根」、プレーニングは「滑らかにする」の意味です。つまり、ルートプレーニングは、歯根の表面の汚染されたセメント質を取り除くことです。

歯のセメント質を削るのは、セメント質についたプラークがバイキンで汚染されているという考えからくるものですが、この考えはすでに否定されています。1980年代には、歯のセメント質を削る必要はないことが明らかになっています。

にもかかわらず日本では、いまだルートプレーニングが一般的で、歯のセメント質を削っているのです。「削る」のですから当然、痛みを伴います。なかには患者さんの負担を減らすため、麻酔を施す歯医者もいるほどです。

患者さんは歯がスベスベになって嬉しいかもしれませんが、歯の健康という面では問題です。削られたセメント質は再生されないので、何度も行ううちに歯はボロボロになっていきます。

削ったところからバイキンが入ってむし歯になることもあれば、歯の神経が損傷し、やがて死んでしまうことにもなります。やりすぎると、モロくなった歯が折れたりすることもあります。

つまり、歯石取りで「痛い」と感じるなら、その歯石取りは歯によいどころか、歯の寿命を短くしているのです。

現在、世界で主流となっている歯石取りは、超音波を使う方法です。超音波による微細振動で歯石を剥がし、粉砕していきます。ただし、使用時に出る独特の音と振動を不快に感じる人もいます。

そこで私のところでは、スイスのEMS社が推奨《すいしょう》するGBT (Guided Biofilm Therapy：誘導的バイオフィルム療法) というシステムを採用しています。

GBTではプラークだけでなく歯石も除去します。ここでGBTの一連の流れをご紹介しましょう。

まずは染め出し液を使って、歯の染め出しを行います。歯に付いたプラークが可視化されるので、ここにジェット水流で特殊なパウダーを歯に吹き付けて、プラークを除去していきます。これを「エアフロー」といいます。これにより歯周ポケットの奥4ミリまで、プラークを取り除けます。

この方法なら患者さんはストレスがまったくなく、施術中に寝てしまう人もいるほどです。ただし、長期間放置された歯石は硬すぎて除去できないので、超音波で取り除きます。

逆にいえば、定期的にGBTを行っていれば、エアフローですべて取り除けます。プラークが歯石になる前に取り除けば、痛みもストレスも感じずにすむのです。

処方箋　世界の主流は、エアフローと超音波による歯石の除去

カン違い 9　むし歯リスクを減らすために甘いものは控えめにする
↓使う甘味料や調理法で、むし歯リスクは減らせる

すでに述べているように、むし歯菌のエサは糖です。ただし、「甘いもの」＝「むし歯リスクが高い」とは限りません。

糖には砂糖、果糖、乳糖など、いろいろな種類があります。砂糖はショ糖ともいい、サトウキビやテンサイなどから採ったものです。果糖は果物やハチミツなどに含まれる糖、乳糖は牛乳をはじめ哺乳類の乳に含まれる糖です。

野菜や芋類にも糖が含まれ、たとえばシイタケはトレハロース、加熱したサツマイモは麦芽糖という糖を含みます。

このうち最もむし歯菌のエサになりやすいのは、砂糖です。だから、私はお子さんのおやつとして砂糖の入ったものは与えず、蒸《ふ》かし芋や果物などを与えるようにお伝えしています（精製された砂糖がよくない、黒糖等の糖は身体にいいという人がいますが、むし歯に関しては同じくハイリスクです）。

むし歯リスクがゼロの糖もあります。キシリトールやステビア、エリスリトールなどです。キシリトールはイチゴやカリフラワー、ラズベリーなどに含まれます。ステビアは南アフリカ原産のキク科の植物の名前で、ここから抽出した糖です。

また日本ではあまり馴染《なじ》みがありませんが、エリスリトールもむし歯リスクがゼロの糖です。エリストールは果物やキノコのほか、醤油、味噌《みそ》、日本酒などの発酵食品に含まれます。トウモロコシから抽出したもので、日本でも「ラカントＳ」の名前で、シロップや顆粒状《かりゅうじょう》のものが販売されています。

チョコレートは、むし歯になりやすい食べ物の代名詞ともいえます。でも、むし歯リスクゼロの糖を１００パーセント使ったチョコレートなら、どれだけ食べてもむし歯になりません。もちろん、ほかのお菓子や料理に使った場合も同じです。

また同じ素材でも、調理法によって、むし歯リスクが異なります。ジャガイモなら茹《ゆ》でた芋かポテトチップスかで、まったく違います（調理法については第3章で紹介します）。

茹でた芋は軟らかく、比較的早く分解されて口の中に残りにくいので、むし歯リスクが低いのです。一方、油で揚げたポテトチップスは脂質が多いため分解されにくく、口の中で長くとどまりやすくなります。それだけ、むし歯リスクが高まります。

また意外に見逃されがちなのが、和食です。「和食はヘルシー」というイメージがありますが、砂糖を使うものも多く、むし歯リスクが高くなりがちです。煮物や煮魚など甘辛く煮たものには砂糖がすべて入っていますし、酢飯《すめし》にも入っています。

和食のときも、使う糖をむし歯リスクゼロのキシリトールやラカントSなどに置き換えると、リスクをなくすことができます。

処方箋　芋は揚げるより茹でる、砂糖をキシリトールなどに置き換える

カン違い10

口臭がするのは歯周病のせい

↓口臭の6割は、舌の表面にできる舌苔のせい

エチケットとして、口臭を気にする人は少なくありません。口臭の原因は食べ物もありますが、ほかにむし歯や歯周病が原因の場合もあります。あるいは内臓の疾患による口臭もあります。

とくに歳をとると歯や体の病気が原因の口臭が増え、気にするお年寄りもいますが、じつは食べ物以外で一番多い口臭の原因は、舌から発せられるものです。舌の表面に、白い苔《こけ》のようなものが付くことがあります。これを「舌苔《ぜったい》」といい、この舌苔が口臭のもとになっているのです。

舌苔は、細菌の塊《かたまり》です。体に有害ではありませんが、口臭の原因となるので取り除いておきたいものです。ドラッグストアに「舌ブラシ」という器具があり、数百円で買えますし、百均でも売られています。

使い方は、鏡を見て舌の表面にある白いものをブラシで落とすイメージです。ブラシで

こすって白いものがなくなればＯＫです。１日１～２回落とせば十分で、私は朝食後の歯磨きのあとに行うようにしています。

ただし、きつくこすると舌を傷つけるので、そっとなでるぐらいで十分です。

処方箋　1日1～2回、舌ブラシで舌苔を取る

カン違い11　子どもにむし歯菌がうつるからスプーンの共有はNG
↓どんなに注意しても、口内のむし歯菌はゼロにできない

赤ちゃんができると、親はつい神経質になりがちです。口腔ケアでは、わが子をむし歯にしたくないからと、子どもとスプーンを共有しない人も少なくありません。スプーンを共有することで、親のむし歯菌が赤ちゃんにうつり、赤ちゃんがむし歯になってしまうのを防ぐためです。

なかでも２歳半までは「感染の窓」と呼ばれ、この時期に外から入ってきたむし歯菌が

口の中で定着しやすいといわれます。生まれたときの赤ちゃんの口の中には、むし歯菌がいません。それが外部から入ってくることで、むし歯菌が定着し、場合によってはむし歯になるというわけです。

むし歯菌を持ち込むのは多くは親で、そこから赤ちゃんにキスをするのもダメという人もいます。確かに理屈上はそうですが、実際はそこまで神経質になる必要はありません。親がどれだけ気をつけようと、子どもを無菌状態のまま育てるのは不可能だからです。むし歯菌にしても、どこかの段階で必ず入ってきます。

そう考えれば、親と子どもが使うスプーンを別々にしたり、かわいい我が子へのキスを我慢する必要はありません。親子のスキンシップを大事にしたほうが、子どもの成長にはより有用ではないでしょうか。

そもそも、むし歯菌があるからといって、必ずむし歯になるわけではありません。これまで述べてきたように、口腔ケアをきちんとしていれば、むし歯にはなりません。

親として気をつけるとしたら、自分自身にむし歯があったら、これを治すことです。さらには定期検診をきちんと行うことです。親がむし歯だったり口腔ケアが疎《おろそ》かだったり食生活が乱れていれば、子どもも同じように成長する可能性が高いからです。

ちなみに人からむし歯菌をうつされるのは、子どものときだけではありません。キスによって夫が妻に歯周病菌をうつしたり、妻が夫にむし歯菌をうつすこともあります。

歯周病菌やむし歯菌は一種類ではなく、いくつもの種類があります。夫婦間で菌をうつしあっているので、夫婦の口の中の菌は同じタイプになります。ただし、どちらかが浮気をすれば、別の異性の菌が口の中に入ってきます。なかには夫婦の口の中の菌を調べたところ、別の歯周病菌が発見されて浮気が発覚したという笑い話もあるほどです。

さらにいえば、犬からも感染します。イエテボリ大学の口腔細菌学主任教授グンナーダレン（Gunnar Dahrén）教授から、ある子どもが悪性の歯周病にかかった話を聞いたことがあります。

歯周病菌の中でもとくに悪質な、アグリゲイティバクター・アクチノミセテムコミタンス菌と呼ばれる菌がいます。この菌に侵されると、若くても悪性の歯周病にかかります。昔は若年性歯周病と呼ばれていましたが、いまは侵襲《しんしゅう》性歯周炎と呼ばれています。

たいてい家族から移りますが、この子の場合、親は保菌者ではありませんでした。感染源をたどっていくと、飼い犬であることがわかりました。北欧生まれの犬で、その犬が歯周病菌を持っていたのです。おそらくは愛犬とのキスでうつされたのでしょう。

生きている限り、バイキンを完全にシャットアウトするのは不可能です。そもそも人間の体には常在菌がいて、菌をゼロにすることはできません。必要以上に減らせば、むしろ抵抗力を失い、かえって病気にかかりやすくなります。体内に菌がいることが問題ではなく、避けるべきは菌が体内で悪さをして病気になることです。

プラークも同じです。歯磨きで100パーセント取り除こうと、1日5回ぐらい磨き、さらに歯間ブラシで磨き残しを取り除けば、ほとんど取り除けるかもしれません。とはいえ、そんな生活は楽しくないでしょう。

プラークが多少残っていても、発症しなければ問題ありません。定期的に歯科医院でメンテナンスすれば十分です。

処方箋 むし歯菌に神経質になるより、子どもとのスキンシップを大事に

カン違い
12
子どもの歯並びが悪いのは遺伝だから仕方がない
↓遺伝もあるが、口呼吸や食生活も関係している

歯並びが悪いと歯を磨きにくく、磨き残しも出やすくなります。また奥歯に負担がかかり、歯が割れるリスクも高くなります。

歯並びの悪い人は、子どもの歯並びも悪いことがあります。そこから「歯並びは遺伝だから仕方ない」と思っている人もいますが、歯並びの悪さは、遺伝以外にも大きな原因があります。

アメリカの歯科医師で、歯と体の健康に関する研究者としても知られるウェストン・プライス博士による、次のような報告があります。

１９３０年代に世界中の発展途上国の子どもの歯を調べたところ、西洋の食文化が入っている国の子どもは、みんな歯がボロボロだったのです。一方で昔ながらの食文化を続けている国の子どもは、みんな歯並びがきれいで、むし歯もありませんでした。

理由は、西洋の食べ物には砂糖がたくさん入っているうえ、軟らかく、顎が発達しにく

いものが多いからです。

問題は、顎が発達しにくいことです。歯の大きさは食べ物に関係なく成長します。歯が成長しているのに顎が発達しないと、歯の収まるスペースが足りなくなり、歯並びが悪くなってしまうのです。とくに西洋文化が入っている発展途上国では、お金のない人ほど歯に悪いものを食べがちです。そうしたものほど値段が安く、簡単にお腹を満たせるからです。

歯並びが悪いと、人前で笑うのを気にしたり、人相が悪くなったりしがちです。歯並びの悪さをバカにされたことが、精神に悪影響を与えることもあります。結果として犯罪に走る人も多いといわれています。その意味で幼少期の食事は重要で、軟らかく食べやすいものばかりでなく、噛み応えのあるものを食べさせる必要があります。

具体的には食物繊維の多い根菜や豆類、丸ごと食べられる小魚、弾力性のあるイカやタコなどです。ハンバーグなど挽《ひ》き肉を使った料理も子どもの好物ですが、塊肉の状態で食べさせることも大事です。

処方箋 噛み応えのあるものを食べさせ、顎の発達を促す

第3章

治療から予防へ――スウェーデン式実践方法

歯科先進国スウェーデンの4本柱

これまで述べてきたように、スウェーデンはWHO（世界保健機関）による調査で、数十年にわたり、むし歯や歯周病が世界的に少ない国であることが証明されている「歯科予防先進国」です。

スウェーデンの考え方は、「治療」ではなく「予防」に力を入れるというものです。治療なら完全に歯医者の領域ですが、予防なら個人でもできます。正しい予防法を知り、実践すれば、誰でも自分自身の歯を守ることができます。

そこで第3章では、スウェーデンの「予防歯科」の考え方に基づき、どのように実践していけばいいかをご紹介していきます。

スウェーデンでは歯科予防として、4つの柱を打ち立てています。それは以下のとおりです。

①プラーク（歯垢）を取り除く
②食べ方を変える
③フッ素で歯を強化する
④歯の定期検診を受ける

この4つを実践することで、むし歯や歯周病を予防できます。激しい歯痛に苦しむこともなければ、自分の歯を失い、入れ歯になることもありません。

とくに日々のケアとして、①〜③のケアが連動することで効果が高まります。

まず、歯磨きなどでプラークを取り除きます。同時に食べ物は、むし歯菌のエサになる糖と炭水化物を控え、食べたとしても食べ方に気をつけます。

そして3つ目が、フッ素です。フッ素で歯を強くすることで、むし歯になりにくくなります。むし歯菌の出す酸で歯が溶けにくくなります。

以下、スウェーデン式口腔ケアの4つの柱について、より具体的に解説していきます。

プラークの上手な取り方

まず、1のプラーク除去ですが、目的は歯周病予防です。歯の表面についた〝バイキンの塊〟であるプラーク（歯垢）の除去法は、大きく分けて2種類あります。一つは機械的プラークコントロール、もう一つは化学的プラークコントロールです。

機械的プラークコントロールは、物理的な力でプラークを除去しようというものです。つまり、歯ブラシやフロス、歯間ブラシといった器具を使ったコントロール法です。化学的プラークコントロールは、薬剤を使った手法です。うがい薬や歯磨き剤も、化学的プラークコントロールの一つです。

機械的コントロールの代表格は、歯磨きです。歯磨きで使う歯ブラシは、素材、形状、硬さなど、さまざまなものが売られています。スウェーデンでは「この歯ブラシがいい」といった、とくに決まったものはありません。

その人に合った歯ブラシは、歯の形はもちろん、年齢によっても変わってきます。いま使っている歯ブラシが合っているからといって、将来的にずっと合っているとは限りません。

歯医者や歯科衛生士に相談して、よりプラークを取りやすい素材や形状の歯ブラシをアドバイスしてもらうといいでしょう。

硬さについては、「硬いほうがプラークをたくさん取れる」というイメージから硬めを選ぶ人もいますが、むしろ軟らかめをお勧めします。硬い歯ブラシだと、歯と歯茎を傷める危険があるからです。

また、よくいわれるように1カ月に1度程度、交換することも大事です。毛先が開いてしまうと毛先が歯にうまくあたらず、取り残しが出やすくなります。

最適な磨き方も、やはり人によって違ってきます。人によって歯並びも違えば、むし歯リスクが高いか低いかでも違ってきます。自分に合った磨き方を見つけるには、やはり歯医者や歯科衛生士に相談することです。

いまの歯ブラシできちんと磨けているかどうかは、染め出しをしてもらえばわかります。染め出し液を歯に塗ってからうがいをすれば、プラークが残っている部分が赤く着色されます。磨き残しが一目でわかり、自分の磨き方のクセもわかります。

磨き残しの多い部分を参考に、自分に合った歯ブラシや磨き方を歯医者や歯科衛生士にアドバイスしてもらうといいでしょう。

あるいは、とりあえず「スクラッピング法」で試してみるのもいいでしょう。よく知られる歯磨き法で、歯ブラシの毛先を歯の表面に直角に当て、小刻みに振動させて磨くというものです。

ただし、スクラッピング法では、歯と歯の間まで完全にプラークを取りきることができません。歯間に関しては、デンタルフロスやシリコン製の歯間ブラシ、イージーピックなどを使います。

先が細いので歯間のプラークをピンポイントで取り除けます。

歯茎より上が患者、歯茎より下は歯医者・歯科衛生士の領域であるというのが基本的な考えです。だから歯茎は歯磨きで磨く場所ではないわけです。ふだんの歯磨きでは、歯の表面のプラークを取り除けば十分です。歯茎の中についたプラークは、定期検診の際に掃除してもらえばいいのです。

プラークを除去するもう一つの方法が、化学的コントロールです。ただし、こちらに関しては、日本では限界があります。

世界標準ともいえる化学的コントロールの代表は、クロルヘキシジンを使う方法です。クロルヘキシジンは医薬用殺菌薬で、うがい薬に使われています。クロルヘキシジンそのものは歯肉炎（歯肉炎が進行すると歯周炎になります）の減少や、むし歯予防に効果を発揮しますが、問題は日本では規制されていることです。

日本のメーカーが発売しているクロルヘキシジン入りのうがい薬は、濃度が薄く、ほとんど効果がありません。過去にアナフィラキシーショックの事例があったため、濃度を世界標準より抑えているのです。効能としても、のどや口の中の殺菌をうたっているだけです。

私の歯科医院では、かつてクロルヘキシジン入りのうがい薬を輸入して販売していましたが、あまり反響がないので扱うのをやめました。

またジョンソン・エンド・ジョンソン株式会社コンシューマーカンパニーが製造・販売している「リステリン」も、使い方によっては効果があります。

リステリンは135年以上の歴史があり、世界50カ国以上で使われています。それだけに大学などでの研究の歴史も長く、さまざまなデータもあります。

歯磨き後に使うなら、それなりに効果が期待できます。要は歯ブラシで物理的にプラークを落としたあと、最後の仕上げに化学的プラークコントロールとして使うのです。

甘いものはメリハリをつけて食べる

4つの柱の2つ目にあたる「食べ方」ですが、じつはスウェーデンでは、それほど厳しく指導されるわけではありません。確かにむし歯菌のエサになる糖を控えることは大事ですが、第2章の「カン違い9」でも触れたように、食べ方を工夫することで、むし歯リスクは大きく減らせます。

スウェーデン人の甘いもの好きは、おやつの時間であるフィーカを職場でもふつうに採り入れていることからもわかります。

ただ無制限に食べるわけではなく、たとえば週に1度の「スイートデー」を設けるといった具合です。スウェーデンでは土曜日はたくさんお菓子を食べていいという「ルーダスゴディス」（サタデースイーツ）と呼ばれる習慣があります。ふだんは甘いものを制限しつつ、スイートデーでは好きなだけ食べるのです。

ただ、日本人が考えるほど、日頃から意識している人は少ないようにも思います。スウェーデン人は日本人ほど、食に対するこだわりがありません。共働き家庭も多いこともあり、家庭での食事にさほど手間をかけません。

ふだんは簡単にできる料理ですませ、ときどきちゃんとした料理を食べればいい程度の意識です。何を食べるかよりも、いかに仕事と家事をコントロールして食べるかを意識しているといっていいでしょう。

むし歯リスクを減らす調理法

ここで、私が患者さんたちにお伝えしている、科学的根拠に基づいた食べ方の工夫をいくつかご紹介しましょう。

調理法によって、むし歯のリスクが変わることはご存じでしょうか。じつは、調理法を変えるだけで、むし歯リスクを減らせるのです。

先に紹介した、むし歯になりやすい調理法とは？　そう、揚げ物です！

揚げ物がむし歯リスクに関連するのは、とくに揚げる前の食材に含まれる糖分やでんぷん質に関係しています。

揚げ菓子や揚げたデザート（ドーナツやカラメルソースがけなど）は糖分が高く、揚げることでサクサクした食感になり、口の中に残りやすくなります。

揚げ物は油分が多く、口腔内に残留しやすい性質があります。この残留時間が長いと、むし歯の原因となる酸を生成する細菌が活発に活動することになり、むし歯のリスクが高まるのです。とくに、サクサクした揚げ物や粘着性のある揚げ菓子は、歯に付着しやすくなります。

では、むし歯のリスクが下がる調理法は何でしょうか？

●蒸し料理

蒸し料理は、食品に油や砂糖を加えずに調理できるため、歯に付着しやすい成分を避けることができます。また、野菜や魚などの自然な甘みや栄養素を保ちながら調理できるため、むし歯リスクを抑えつつ健康的でもあります。

●茹でる・煮る

低温で茹でたり煮たりすることで、糖分を追加する必要がなく、食後に歯に残りにくい料理ができます。とくに無糖の煮物やスープは、むし歯リスクを最小限に抑える調理法として効果的です。

●油を使わない焼きもの

魚や鶏肉をグリルで焼くなど、油や砂糖を使わない調理法は、むし歯リスクを低く抑えます。糖分の少ない食品を選ぶことが大切です。

●スチームグリル

蒸しと焼きを組み合わせた調理法で、余分な脂肪をカットし、食材の自然な風味を活かしながら、口内に残りにくくなります。

以上をまとめると、むし歯のリスクを下げるには、「油や糖分を使わない調理法」「食材の粘着性を減らす調理法」が効果的です。

むし歯にならない食べ方の4ポイント

第2章の「カン違い1」でもご紹介したように、むし歯予防には口の中のpHを5・5以下にし続けない食べ方が大事です。食べ物を食べると口腔内のpHは低下し、酸性になります。これが続くと歯のエナメル質が溶け始め、むし歯が発生します。しかし、pHが中性に戻ると、エナメル質は再石灰化します。

むし歯にならない食べ方のポイントをまとめておきましょう。

●頻繁な間食を避ける

口腔内のｐＨが低下する時間を短くするため、食事と食事の間にとる間食を控えましょう。１日３食を基本に、間食は１回までに。ただし、食事と一緒に食べる間食は０カウントでＯＫです。飲み物も、糖質、炭水化物が入っていれば、食事と同じようにカウントしてください。

●砂糖を控える

むし歯菌のエサといえば糖。いろいろな〝糖〟がありますが、最もむし歯菌のエサになりやすいのは砂糖（ショ糖）です。５００㎖のペットボトル飲料、アイスクリーム１カップの中に驚くほどたくさんの砂糖が含まれていることはよく知られています。砂糖を含む食べ物や飲み物を避け、自然な甘みを持つ果物（果糖）のほうが、むし歯のリスクを抑えることができます。

●キシリトールガムを噛む

キシリトールは甘いのに、むし歯のもとにはなりません。キシリトールガムは、むし歯の原因菌の活動を抑え、唾液の分泌を促進します。食後に噛むことで口腔内のｐＨバランスを保ちます。

フッ素が含まれる食べ物・飲み物

後ほど紹介しますが、歯を強くし、むし歯予防効果があるフッ素は、じつはいろいろな食べ物や飲み物に自然に含まれています。

なかでも緑茶はフッ素が多く含まれています（フッ素含有量：約０・３〜０・５ｐｐｍ

※数値は地域や製品、抽出時間によって異なります）。

また、緑茶に多く含まれる「カテキン」が口内の細菌の増殖を抑制し、むし歯菌の数を抑えるといわれています。緑茶を定期的に飲むことで、むし歯のリスクが30パーセント低下したという研究もあります。

1日に2〜3杯食後に飲むことで、口腔内の酸性度を下げつつ（緑茶のpH値は7前後）フッ素を適量に摂ることができるという、一石二鳥の効果を得られるかもしれません。さらに、カテキンの抗菌作用が口臭を抑える効果もあります。

緑茶は濃いほうがフッ素量は多くなります。フッ素量は、抽出方法や濃さ（抽出時間や温度）に大きく影響されます。抽出時間が長くなるほど、茶葉から溶け出すフッ素の量が増えます。そして、高温で抽出するほど、茶葉からフッ素がより多く抽出されます。80℃や90℃の高温で抽出すると、より多くのフッ素が含まれることになります。

なお、次に挙げるのは、フッ素が多く含まれる食べ物ですが、見ると海産物が多いことに気づきませんか。海水中に含まれるフッ素を取り込んでいるからだと考えられます。

フッ素が多く含まれる食べ物ランキング・ベスト5（数値は地域や製品によって異なります）

1位　海水魚：フッ素含有量約1〜4ppm

2位　エビ：フッ素含有量約1～2ppm
3位　茶葉（緑茶・紅茶）：フッ素含有量約0・5～3ppm
4位　海藻：フッ素含有量約0・3～1ppm
5位　貝類：フッ素含有量約0・3～1ppm

歯の健康にいい！　昆布水の作り方

フッ素をはじめ、歯にいい栄養素（フコイダン、アルギン酸、カルシウム、ヨウ素）を手軽に摂取できる飲み物が「昆布水」です。昆布の旨味《うまみ》成分を含んでいるため、料理のベースとしても活用でき、健康ドリンクとしてもお勧めです。

地域差や製品によって異なりますがpHの値は一般に中性からややアルカリ性（pH7・0～8・5）で、むし歯や酸蝕症の心配もありません。

作り方はカンタン。用意するものは昆布と水だけです。

材料
昆布：5g
水：500㎖

作り方
①昆布を準備する……甘味料不使用の昆布を乾燥状態のまま使います。昆布表面の白い粉（マンニット）は旨味成分なので、洗い流さないように注意してください。
※昆布が大きい場合は、適当なサイズにカットします。
②水に昆布を浸す……500㎖ペットボトルの水に昆布を入れ、しっかりと浸《つ》けます。
③冷蔵庫で一晩置く……昆布を入れた水を冷蔵庫に入れ、最低でも一晩（8時間）置きます。
これによって昆布の旨味成分が水にしっかりと移ります。
④完成……一晩経ったら、昆布を取り出し、昆布水の完成です。
昆布水はそのまま飲んだり、料理の出汁《だし》として使ったりすることができます。

〈注意〉

昆布水は冷蔵庫で保存し、2～3日以内に使いきるようにしてください。

先日、この昆布水を患者さんに紹介したら、昆布に含まれる歯にいい成分とは何か、ご質問をいただきました。じつは、昆布には次のような歯によい成分が含まれています。

●フコイダン……抗菌作用があり、口内の細菌の増殖を抑える働きがあります。
●アルギン酸……昆布にはアルギン酸も含まれており、これが細菌のバイオフィルム（プラーク）形成を阻害することが示唆されています。
●カルシウム……昆布には豊富なカルシウムが含まれており、歯の再石灰化を促進し、むし歯予防に役立つと考えられます。
●ヨウ素……ヨウ素の抗菌・殺菌作用が口腔内の健康維持に役立つと考えられます。
●フッ素……フッ素は海藻類（とくに昆布）にも含まれており、歯のエナメル質を強化し、むし歯予防に有効です。

もちろん昆布に甘味料を使っていれば、歯によくありません。使う昆布が何も味付けされていないことを確認してご使用ください。

フッ素で歯を強化するイエテボリ法

4つの柱の3つ目の「フッ素で歯を強化する」は、基本的に歯磨きを通じて行います。イエテボリ大学で考案された「イエテボリ法」と呼ばれる歯磨き法で、フッ素の力をより効果的に引き出せます。

イエテボリ法は、「2＋2＋2＋2テクニック」とも呼ばれます。歯磨きするうえで守りたい、4つの「2」から成るからです。イエテボリ法は以下のように行います。

① フッ素入りの歯磨き粉を歯ブラシに「2センチ」ほど盛りつける。

日本人からすると、2センチは多すぎると感じるかもしれませんが、むし歯予防にはこれくらいたっぷりのフッ素が必要です。たっぷりの歯磨き粉を使うことで、フッ素を口の中に十分行き渡らせることができるのです。

ただし、第2章でも述べたように、使う歯磨き粉のフッ素濃度が1500ppm程度であることが重要です。

② フッ素入りの歯磨き粉で「2分間」、口腔内のブラッシングを行う。

このとき、フッ素を口の中に広く行き渡らせるよう意識します。そして磨き終えたらペットボトルのキャップ1杯、10cc程度の水を口に含み、フッ素を口の中に行き渡らせます。30秒ほど口の中をゆすいだら、水と歯磨き粉を吐き出します。

もっとも、スウェーデン人の多くは、水でゆすがず、口の中の歯磨き粉を吐き出すだけで終わります。歯磨き粉が口腔内に残っても気にならない人なら、これで十分です。

③ 歯磨き後、「2時間」は飲食やうがいをしない。

フッ素を2時間ほど口の中にとどめておくことで、フッ素が歯に定着するからです。それよりも早く飲食などをすると、せっかくのフッ素効果が薄れてしまいます。

④ 磨く回数は、1日「2回」。

磨く時間は、朝食後と就寝前です。逆にいえば、食後は必ず磨かなければいけないわけではありません。フッ素のむし歯予防効果を期待するなら、1日2回磨くだけで十分なのです（むし歯リスクの高い人は3回）。もちろん、毎食後に磨きたいなら、それでもかまいません。1日1回では、効果が薄いということです。

つまり、1日「2回」、「2センチ」ほど盛りつけたフッ素入り歯磨き粉で、「2分間」磨いたのち、「2時間」は飲食やうがいをしない。たった、これだけでいいのです。

フッ素にむし歯予防効果があるのは、一つはフッ素に「再石灰化」を促す性質があるからです。むし歯菌が出す酸で歯のエナメル質からカルシウムやリンが溶けだすことで、むし歯は進行を始めます。

第2章で、食事をすることで口の中のpHが5・5以下になると、歯は脱灰を始め、その後、唾液の力で再石灰化を始めるとご紹介しました。フッ素は、この再石灰化を補う力があるのです。

加えて、フッ素には歯のエナメル質をむし歯菌の酸に溶けにくくする力もあります。むし歯菌の働きを弱める力もあります。さまざまな点から、フッ素はむし歯を予防するうえで効果的なのです。

なぜ、日本ではフッ素濃度が世界標準以下なのか

むし歯予防に極めて高い効果を発揮するフッ素ですが、効果を十分に発揮するには濃度が1500ppm程度の歯磨き粉を使う必要があります。ところが、すでに述べたように、日本ではつい最近まで、効果の低い1000ppm以下の歯磨き粉しか販売が認められていませんでした。これは「フッ素は体に悪い」と危険視する声が、かつての日本に根強くあったからです。

フッ素が日本で危険視されだすのは、1980年代にある歯医者がフッ化水素酸を患者の歯に塗布して、死亡させた事件があったことが大きいと思われます。フッ化水素酸はフッ素化合物の一種で、入れ歯や歯のかぶせ物を加工するときなどに使います。

ただし、これは毒物でもあり、直接人間に使うことはありません。事件を起こした歯医者はフッ化ナトリウムとフッ化水素酸を間違え、誤ってフッ化水素酸を患者の歯に塗ってしまったのです。

この不幸な出来事により、歯磨き粉のフッ素濃度の世界標準が1500ppmになっても、日本では1000ppm時代が長く続いたのです。

確かにフッ化水素酸（フッ酸）は危険ですが、むし歯予防に使うフッ化ナトリウムは、まったく害がありません。

前にもご紹介しましたが、そもそも日本人がよく口にするお茶や海藻には、多くのフッ素が含まれています。ビールにもフッ素が含まれています。これらは体に害があるどころか、お茶も海藻も毎日摂ることで、むしろ健康が促進されます。

さらにいえば、水道水にあえてフッ素を入れている国もあります。アイルランドやアメリカの一部などです。これらの国はフッ素がむし歯予防に役立つことから、誰でもその恩恵を受けられるよう、水道水に入れているのです。

あるいはスイスで売られている塩にも、フッ素入りのものがあります。これもまた、むし歯予防のためのようです。

幼児はどうする？　年齢別のフッ素使用量

お子さんの歯を守るために、フッ素入りの歯みがき粉を使っているご家庭も多いことでしょう。ただ、そのフッ素濃度、把握していますか？

WHO（世界保健機関）は、むし歯予防のためにフッ素濃度を「1000〜1500ppm」と推奨しています。とくに1000ppm未満のフッ素濃度ではむし歯予防効果が弱いことがわかっています。

しかし日本で販売している子ども用の歯みがき粉は、基本的に1000ppm以下。今まで日本で推奨されてきた、子ども用歯みがき粉のフッ素濃度は「500ppm」と低かったため、むし歯予防効果がとても低いことがわかりました。

国際的なガイドラインに基づき、2023年から日本でも子ども用歯みがき粉の推奨濃度が変更になりました。日本小児歯科学会など4学会は、フッ素濃度1000ppm以上の歯みがき粉の使用を推奨しています。

たとえ3～5歳の幼児でも、1000ppmのフッ素濃度が効果的といわれています。ポイントは、年齢に応じた歯みがき粉の〝量〟です。

年齢別のフッ素使用量

0～2歳　米粒程度の歯みがき粉を使用
3～5歳　グリーンピース程度の歯みがき粉を使用
6歳以上　大人と同様に1・5～2㎝程度の歯みがき粉を使用
※詳細は日本小児歯科学会の公式ページをご覧ください：［日本小児歯科学会のフッ化物配合歯磨剤の推奨利用方法］（https://www.jspd.or.jp/recommendation/article19/）。

3～5歳の幼児は、グリーンピース程度の歯みがき粉を出して使ってください。とくに赤ちゃんや子どもに関しては大量にフッ素を飲み込むのは身体によくありません。

6歳以上の子どもの場合は、体格の成長に合わせて使用量を調整し、過剰摂取を防ぐことが重要です。

また、繰り返しになりますが、むし歯予防の効果を上げるためには、フッ素入りで歯を磨いたあとは、うがい（少量の水で1回ならＯＫ）、飲食を控えるのを忘れずに。口の中にフッ素がとどまるようにです。少なくとも30分、できれば2時間が理想的です。フッ素が歯にしみこんで、むし歯に負けない強い歯になります。

歯の定期検診の大切さ

スウェーデンでの歯科予防の４つの柱の４つ目が、定期検診です。日本でも近年、定期的に歯医者に通う人が増えていますが、まだまだ少数です。スウェーデンでは、ほとんどの人が歯科医院で定期検診を受けています。スウェーデンで定期検診は、すでに当たり前のこととして定着しています。

これは予防歯科先進国のスウェーデンの国策でもあります。スウェーデンでは20歳くらいまで医療費は無料で、そこには歯科医療も含まれます。もちろん歯科医院での定期検診も無料です。

そのためスウェーデン人は子どもの頃から、歯科医院で定期検診を受けるのは当たり前のこととして育ちます。また、むし歯は早期発見すれば、治療もまったく痛くありません。そのため歯科医院は「怖いところ」や「歯が痛くなってから行くところ」ではなく、日常的に行くところとなっているのです。

「歯の健康のために定期検診は大事」と子どもの頃から体感しているので、大人になって無料ではなくなっても、定期検診を受けつづけます。結果としてスウェーデンでは、移民を除けば、ほぼ１００パーセントの人が歯の定期検診を受けています。

歯の定期検診は、むし歯や歯周病の早期発見はもちろん、ほかにもさまざまなメリットがあります。定期検診では磨き残しをチェックしたり、取りきれなかったプラークを取り除いたりしてもらえます。すでに述べたように、自宅での歯磨きでプラークを１００パーセント取り除くことはできません。定期的に取り除いてもらうことは、むし歯や歯周病を予防するうえで重要です。

また定期検診が終わると、最後に歯にフッ素を塗ります。ここで使うフッ素は、家庭で使う歯磨き粉よりもはるかに高濃度です。高濃度のフッ素を塗ってもらうことで、やはりむし歯の予防効果が高まります。

さらに定期検診では、歯科衛生士による個別指導もあります。前述のように歯の形や歯並びは一人ひとり違うので、「こう磨けばいい」といった一律のマニュアルはありません。プラークの付き方をチェックすることで、どこに磨き残しがあるかもわかります。人それぞれ磨き方のクセなどもあります。そうしたことも加味しながら、適した歯磨き法をアドバイスするのです。

歯磨きをはじめ口腔ケアは、同じ人でもライフステージによって変わったりもします。長い人生の中では転職や失業、配偶者との死別、病気など、さまざまなステージがあります。転職して朝型の仕事から夜型の仕事になれば、生活リズムも変わってきます。そこから口腔ケアが疎かになることもあります。不安や悩みを抱えていれば、口腔ケアどころではなくなる人もいるでしょう。

歳をとって体力がなくなり、かつてはきちんと歯磨きしていた人が、磨き方が雑になるといったこともあります。歯をチェックすれば、そうしたこともわかります。その時々に応じたアドバイスを受けられるのです。

むし歯や歯周病になりやすい生活習慣

むし歯や歯周病になりやすい人、なりにくい人は、日頃の口腔ケアや何を食べるかだけでなく、生活習慣でも違ってきます。

第2章で、唾液には食事で酸性になった口の中を、中性に戻す働きがあると述べました。唾液には抗酸化物質や抗菌物質も含まれ、これもまたむし歯予防に効果があります。唾液の分泌量が少ないと、これらが十分な働きをせず、むし歯になりやすくなるのです。

唾液の分泌量は、生活習慣によって左右されることが少なくありません。典型が、喫煙です。

タバコが健康に悪いことは、いまや世界の常識となっています。タバコを吸うことで、がんや循環器疾患、呼吸器疾患などのリスクが高まることが知られています。

じつは喫煙する人は、むし歯や歯周病にもなりやすいのです。なぜなら、喫煙によって唾液の分泌量が減るからです。喫煙する人と喫煙しない人を比べたとき、喫煙する人の唾液の分泌量は、約32パーセント減少することが報告されています。喫煙により唾液に含まれているラクトフェリンやリゾチームなどの抗菌物質が減少し、これがむし歯や歯周病のリスクを高めます。

最近増えている電子タバコはどうかというと、やはり唾液の分泌量を減らします。欧米では日本より早く若年層への電子タバコの普及が進んだことから、公的機関による電子タバコと健康に関する、さまざまな研究が行われています。そこから電子タバコもまた、喫煙と同様、プラークの蓄積や歯肉の炎症が増加しやすいこと、とくに歯周病のリスクを高めることが多くの研究で示されています。

もう一つ注意したいのが、口呼吸です。口呼吸をする人は、つねに口が開いた状態になります。そのため口の中が渇き、唾液の量が少なくなるのです。

食べ方も関係します。食事をするとき、よく噛むほど唾液が分泌されます。逆によく噛まずに食べると、唾液の分泌は減ります。よく噛んで食べると、唾液の消化酵素が消化を促進するといわれますが、じつはむし歯予防にも効果があるのです。

唾液の分泌量を増やすには、ガムを噛むのも効果的です。ふつうのガムだと糖を含むものが多く、むし歯菌のエサになるので要注意ですが、エサにならないキシリトールを使ったガムならＯＫです。

歯科用のキシリトールガムや、成分表を見てむし歯リスクゼロの甘味料を使ったガムを選びます。逆に甘味料に砂糖をはじめ、むし歯リスクの高い甘味料を使ったガムは、要注意です。

お年寄りも、唾液の分泌量が少なくなりがちです。口の中の筋肉の衰えや歯の衰えで咀嚼《そしゃく》力が低下したり、唾液腺内の細胞も老化したりするからです。

薬によっては、唾液の分泌を妨げるものもあります。たとえば降圧剤の中にも、唾液の分泌を妨げるものがあります。ふだん服用している薬にそうした薬がないか、薬剤師さんなどに確認するのも一つの方法です。

高齢者のむし歯リスクを減らすスウェーデンのガイドライン

歳をとると、唾液の分泌量が減る以外にも、むし歯リスクが高まります。お年寄りにとくに多いのが、「根面《こんめん》カリエス」というむし歯です。

根面カリエスは、歯の根元にできるむし歯です。原因は、老化により歯茎が下がっていくことで、「大人むし歯」とも呼ばれます。50代頃から始まり、60代、70代、80代と、その傾向が強まります。

歯茎が下がると、それまで歯茎の中に隠れていた歯の根元が、歯茎の外に露出してきます。露出した歯の根元にむし歯菌がたまり、むし歯になりやすいのです。

また歯の表面はエナメル質で覆われていますが、根元にはエナメル質がなく、象牙質が剥き出しの状態になっています。象牙質はエナメル質よりも軟らかく、むし歯菌の出す酸ですぐに穴があきます。そのため気づいたときは手遅れで、歯を抜かざるを得ないケースが多いのです。

ただし予防は可能で、スウェーデンでは根面カリエスを予防するための4つのガイドラインを設けています。まずは糖の摂取を減らすことです。口の中に糖がなければ、むし歯菌は歯を溶かす酸を出しません。

もう一つは、歯磨きのときに高濃度のフッ素配合の歯磨き粉を使うことです。むし歯予防効果のある歯磨き粉のフッ素濃度は1500ppm程度ですが、むし歯リスクが高い場合、5000ppmの歯磨き粉を使うことが推奨されています。

3つ目は、フッ素を0・2パーセントに希釈《きしゃく》した水で、毎日口をゆすぐことです。そして4つ目が、22600ppmという極めて高濃度のフッ素バーニッシュ（塗布）で、これを年に4回行うことが推奨されています。

これらのうち日本で可能なのが、1つ目の糖の摂取を減らすことと、3つ目のフッ素を0・2パーセントに希釈した水で口をゆすぐこと、4つ目の高濃度のフッ素バーニッシュです。

2つ目の5000ppmの歯磨き粉は、スウェーデンでは市販されていますが、残念ながら日本では販売されていません。

フッ素を0・2パーセントに希釈した水も日本では販売されていませんが、顆粒状のうがい薬を使って自分でつくることができます。医療用医薬品のフッ化物洗口剤「ミラノール」です。これには11パーセントのフッ素が配合されているので、100CCの水に1包

1・8グラムのミラノールを溶かせば、約0・2パーセントの希釈水（フッ素濃度約900ppm）になります（※用法や用量、使用上の注意をよく読んでから使用してください）。

高濃度のフッ素バーニッシュは、歯科医院で塗ってもらえます。

第4章

日本の治療常識は世界の非常識

「むし歯の根管治療」にラバーダムを使わない日本の非常識

むし歯が初期段階なら、簡単な治療で治すことができます。一方、むし歯が悪化すると、根管治療を施すことになります。

根管とは、歯の根元や歯の神経を指し、根管治療はこれらに施す治療です。むし歯が神経まで達していたり、歯が折れたりした場合に行うもので、歯の神経を抜いたり、根管を洗浄・消毒したり、薬剤を詰めたりします。

根管治療を行うにあたり、スウェーデンをはじめ多くの先進国は「ラバーダム」と呼ばれる青色や緑色ゴムのシートを用います。これをラバーダム防湿といい、治療する歯の周りにラバーダムを取りつけ、治療する歯だけ露出させて治療します。

ラバーダム治療の目的は、治療する箇所に細菌が侵入するのを防ぐことです。

口の中には膨大な細菌がいて、どんなに洗浄しようと細菌はゼロにはなりません。患部に細菌が入り込めば、そこからむし歯菌が繁殖し、やがてむし歯が再発することにもなります。

一方、ラバーダム治療なら患部以外をゴムのシートで覆うことで、患部に細菌が入らないようにします。これにより治療後、患部に入り込んだ細菌が増殖し、むし歯が再発するリスクを減らすのです。

ラバーダムは、1864年にアメリカの歯科医師によって考案されました。以後、ラバーダムの有用性が認められ、世界標準の治療法になっています。

ところが、驚くことに日本では9割の歯医者がラバーダム治療を採用していません。そのため日本人の多くはラバーダム治療を体験したこともなければ、名前さえ知らないのではないでしょうか。

むし歯が再発しやすいのは日本だけ!?

むし歯の治療で患部を削った場合、充填《じゅうてん》治療や補綴《ほてつ》治療を施します。

充填治療は削った部分に詰め物を施す治療、補綴治療は削った部分にかぶせ物を施す治療です。

インプラント治療に比べ、詰め物やかぶせ物をするだけの簡単な治療と思われがちですが、これらの治療も本来はラバーダムを使用すべき治療です。

詰め物であれかぶせ物であれ、ラバーダムを使用しなければ、やはり詰め物やかぶせ物をした箇所に細菌が入りやすくなります。その結果、治したつもりのむし歯が再発するといったことにもなるのです。

「やはり一度むし歯になった歯は、またむし歯になりやすいのだな」などと納得してはいけません。ラバーダムを使えば、再発するリスクは減らせるのです。

逆にいえば世界では、一度治したむし歯が再び痛むことは、そうそうありません。むし歯を機に歯のメンテナンスをしっかり行うようになれば、なおさらです。ところがラバーダムを用いない日本の治療では、その後メンテナンスをしっかり行っていても、以前の治療で入り込んだ細菌により、再発することにもなるのです。

ラバーダムを使わなかったために起こる歯の病気もあります。典型が、根尖《こんせん》性歯周炎です。歯の根元が、細菌により炎症を起こすというものです。

たとえば、むし歯で歯の神経を抜くとき、歯の中に細菌が入ってしまった。これが炎症を起こすのです。本来、歯の中にバイキンはいません。ラバーダムをしないことで病気が起こるわけです。

炎症が慢性化しているときは痛みを感じませんが、急性化すると激痛に襲われます。私の患者さんの中には、「あまりの痛みに3日間眠れなかった」と訴える人もいました。あるいは顔面が腫《は》れ上がり、顔の形が変わるほどだった人もいました。いずれも以前通っていた歯科医院で、むし歯治療の際にラバーダム治療を行っていませんでした。

ラバーダム治療の重要さを説明するとき、私がよくたとえるのが船底にあいた穴です。船の上で作業中、船底に穴があいたときです。底から船上におびただしい量の海水が入り込んできます。

慌てて海水をかき出したところで、船底の穴を塞《ふさ》がない限り、海水はいくらでも入ってきます。いずれは甲板《かんぱん》にまで海水が浸入し、船は沈没してしまいます。大事なのは、まず穴を塞ぐことで、海水をかき出すのは、その後の作業です。

歯の治療するときも同じです。船上に入り込む海水とは、口の中の唾液です。唾液には、夥《おびただ》しい数の細菌が含まれます。唾液を防がない限り、患部に細菌が入ってきます。それを防ぐには治療箇所以外をラバーダムで覆い、患部に細菌が入らないようにするしかありません。

むし歯の再発の少なからずは、ラバーダムを使わない治療によるものです。むし歯が再発したとき、同じ歯科医院に駆け込んだのでは、いずれまた再発します。

あるいは別の歯科医院に行っても、日本の多くの歯科医院はラバーダムを使わないので、やはり同じ結果になります。

日本でむし歯に苦しむ人は、こんなことを繰り返していて、この繰り返しが日本の常識になっているのです。

日本のラバーダム使用率は1割

ラバーダム治療は、いまや世界の常識です。日本でも海外事情に詳しい歯医者や、問題意識の高い歯医者はラバーダム治療を行っています。しかしそのような歯医者は、ごくひと握りです。

2003年に行われた調査によると、日本の歯医者のラバーダム使用率は、わずか5・4パーセントでした。ラバーダムの誕生が19世紀半ばであることを考えると、恐ろしいほど低い数字です。

また2019年10月から2020年11月にかけて、日本歯内療法学会が主催するワークショップやセミナー、インターネットを通じて、アンケート調査が実施されました。最終的に986名から回答が得られ、そのうち463名が日本歯内療法学会の会員、100名が歯内療法専門医か学会指導医、残る523名が非会員でした。

アンケートからわかったラバーダムの使用率は、以下のとおりでした。

●日本歯内療法学会会員　51・5パーセント
●歯内療法専門医グループ　60・0パーセント
●非会員　14・1パーセント

日本歯内療法学会の会員や歯内療法の専門医といった、口腔医療に熱心な人たちでも半数ほど、そうでない人になると1割台でしかないのです。

最も使用率の高い歯内療法専門医の60・0パーセントでさえ、世界と比べると低い数字です。世界各国の歯内療法専門医のラバーダム使用率は、以下のようになっています。

スウェーデン…90パーセント
ノルウェー……85パーセント
アメリカ………85パーセント
イギリス………72パーセント
ドイツ…………75パーセント

マレーシア……85パーセント
シンガポール…75パーセント
韓国…………60パーセント
中国…………50パーセント

つまり、欧米先進国では少なくとも70パーセント以上、スウェーデンでは90パーセントの専門医がラバーダムを使用しているのです。東南アジアでも、マレーシアやシンガポールのような意識の高い国では、やはり高い使用率になっています。

いま、インターネットで検索すると、ラバーダム治療を行っている日本の歯医者もそれなりに出てきます。とはいえ、インターネットに上げていない大半の歯医者は、ラバーダムを使用していないのが日本の現実なのです。

なぜ日本でラバーダム治療が普及しないのか

先進国では常識となっているラバーダム治療が、なぜ日本では浸透しないのか。一つは歯医者にとって、金銭的メリットがないからです。具体的にはラバーダム治療は、保険の点数がゼロなのです。

患部以外を覆ったりするのですから、ラバーダム治療には手間がかかります。もちろん材料費もかかります。それなのにラバーダム治療をしたところで、歯医者には1円も入ってこないのです。

さらにいえば、日本ではラバーダム治療に限らず、歯の根管治療に対する保険の点数が極めて低いのです。

これは見方を変えると、日本では国民皆保険制度によって歯の根管治療にかかる費用が、極めて安価に抑えられているといえます。

たとえば先ほどのアンケートでラバーダムの使用率が85パーセントだったアメリカには、

日本のような保険制度がありません。それもあって根管治療に20万円前後かかるのは、当たり前とされます。一方で、日本は患者さんの負担が数千円ですむことが普通です。

確かに患者さんにとってありがたい制度ですが、歯医者にとっては厳しい話です。根管治療の点数が低い限り、歯医者は根管治療に手間暇をかけられません。点数ゼロのラバーダム治療なら、なおさらです。

いまの保険制度では、治療によっては赤字になることさえあります。

たとえば1本のむし歯治療に30分かけた場合、歯医者やスタッフの人件費、機材代、光熱費などを考えると約1000円のマイナスになります。こんな治療ばかりやっていたのでは、歯科医院は潰《つぶ》れてしまいます。そこで歯医者としては、潰れずにすむ治療を考えることにもなります。

このような環境では、患者さんの予後を考えてラバーダムを使おうという発想が生まれにくいのも、ある意味、仕方ないかもしれません。

実際のところ、日本の歯科大学ではラバーダム治療について教えています。ただし教える時間はごくわずかで、まったく重要視されていません。これもまたラバーダム治療が日本で普及しない理由の一つです。

ちなみに「本当に患者さんのことだけを考えてむし歯治療をしていたら、歯科医院は潰れてしまう」と言うと、驚く人がいるかもしれません。「歯医者は儲かる職業」というイメージを持つ人もいます。

確かに1980年代後半頃の歯医者には、儲かっている人も多くいました。これは当時の日本がバブルに沸き、自由診療を選ぶ人が多かったからです。

自由診療なら、保険の点数に縛られることなく、よい治療を患者さんに施すことができます。「よい治療をしてもらえるなら」と、それなりのお金を払って治療を受ける人も少なくありませんでした。

ところが、バブルがはじけ、デフレの時代に突入すると、自由診療を選ぶ患者さんはめっきり減りました。保険診療に頼る限り〝儲かる職業〟とはいえず、いまや「歯医者の3人に1人はワーキングプアー」といわれるほどです。

〝世界の非常識〟を生んだ日本の保険制度

ラバーダム治療が日本で普及しない理由は、結局のところ、日本の保険制度に問題があると私は考えています。

日本では国民皆保険制度のもと、保険診療であれば、誰もが安い値段で治療を受けられます。社会人の多くは３割負担ですみ、高齢者となれば１割負担、２割負担の人も大勢います。

ただしこの制度には問題もあり、とくに歯の治療に限っていえば、日本では「歯の治療は安いもの」という考えが浸透しています。前項で述べたように、アメリカでは20万円前後する根管治療が、日本では数千円ですんだりします。

本来なら「安かろう悪かろう」という考えがあってもいいはずですが、日本では保険制度のもと「歯の治療は安いもの」が当たり前となっていて、そこに疑問を抱く人はほとんどいません。

現実には、安いものには何か理由があります。そして日本の場合、一つには歯医者が赤字前提でむし歯治療を行っていることです。とはいえ、これでは潰れてしまうので、世界基準で見れば〝手抜き〟ともいえる治療をすることになります。

それが再発リスクが高いと知りながら、ラバーダムなしで治療することだったりするのです。

しかも保険で安く治療できることから、日本では欧米ほど歯を大事にしない人が多い気がします。

治療費がさほど痛手にならないので、「痛くなってから治療すればいい」という発想になり、定期検診を含め、日頃の口腔ケアが疎かになりがちです。

本当に歯のことを考えるなら、スウェーデンが示すように予防にお金をかけたほうが合理的です。定期検診をきちんと受け、むし歯があっても、ごく初期のうちにちゃんと治す。これなら痛みも感じず、あっという間に治療が終わります。

逆に痛くなってからの治療となれば、むし歯はかなり進行しています。結果として治療は大がかりなものになり、また何度も通うことにもなるのです。

これは私から見れば、歯の「破壊」です。初期の段階で治すなら、しっかりと治療すべきです。これを適当に治療すると、再治療の無限ループに入ります。これを、むし歯のデス・スパイラルといいます。

また、先ほど述べたようにラバーダムなしの治療では、患部に残った細菌が繁殖し、再発する可能性もあります。

日本の保険制度は世界から称賛されるほど、素晴らしい面もあります。お金持ちでも収入の少ない人でも等しく治療が受けられるのは、多くの国ではまず考えられません。とはいえ先に述べたような問題点も多々あります。

このあたりは制度の問題で、それは政治家、さらには国民の問題でもあります。国民が現行の〝安い医療〟を求める限り、質の高い治療を受けるのは難しくなります。〝よい医療〟を求めるなら、いまの保険制度を疑ってみる。政治にもそれを求める。そうした行動も必要ではないでしょうか。

「一般医による根管治療」も世界の非常識

日本の歯科治療が世界の非常識であるのは、歯医者のあり方にもいえます。かつて私はマレーシアでの開業を考えたことがあり、マレーシアの歯科医院を見学させてもらったことがあります。

院内にはマイクロスコープがあり、マイクロスコープは根管治療の際によく用いる歯科用顕微鏡です。約20倍まで拡大可能なので、暗い歯の中の様子をはっきり見ることができます。

ここでは根管治療をするのか尋ねると、「やらない」という答えが返ってきました。前歯の簡単な根管治療はしても、難易度の高い根管治療は別の専門医に任せるとのことでした。

つまり根管治療は、専門医が行う。これが世界標準の考え方です。根管治療は本来、それほど難しい治療だからです。

私の歯科医院でも、根管治療の専門医を雇っています。根管治療については、すべて彼らに任せています。彼らは根管治療しか行わず、その分、プロフェッショナルとして真に患者さんのためになる治療を行ってもらっています。ところが多くの日本の歯科医院では、一般の歯医者が根管治療を行っているのが現状です。

専門医になるには、学会が定める研修や試験を受け、必要な経験を積むなど、所定の条件を満たす必要があります。根管治療を行うだけの知識と技量、経験があると認められた人が、根管治療の専門医となります。

一般の歯医者の場合、基本的に何でもこなしますが、それぞれの分野について、それほどの知識と技量、経験があるかは不明です。それが高度な技術を要する根管治療となればなおさらです。そこに疑問を抱いていないのが、日本の歯科医療でもあります。

日本の歯科医療のおかしさは、歯科以外の医療に置き換えれば明らかです。風邪なら、地域の町医者に診《み》てもらえばいいでしょう。でも、もし胃がんがあるとなったときです。地域の町医者が、がん治療まですることはあり得ません。

地域の町医者は胃がんのスペシャリストを紹介しますし、患者さんもスペシャリストに診てもらうことを望むでしょう。一般の医療なら当たり前のことが、歯科医療の世界では行われていないのです。

専門医なら、その分野についての知見も広く、治療に際してさまざまリスクなどを考えます。それが根管治療なら「ラバーダムの使用は当たり前」という話にもなります。

ところが一般の歯医者が根管治療まで行うから、簡単なむし歯治療と同様、ラバーダムなしで十分という発想にもなるように思います。

日本の歯科医院で一般の歯医者がすべての歯科治療を行うケースが多いのは、一つは専門医が少ないことがあります。専門医は大学病院のような限られた場所にしかおらず、必然的に一般の歯医者が請け負うことになります。

この〝非常識〟を改めるには、日本の保険制度と同様、患者さんの側から問題提起することが大事です。根管治療をするとき、患者さんが「専門医に頼みたい」と求めるようになれば、日本の専門医事情も変わってきます。

一般歯科医の中から、専門医になりたいと希望する人も増えるでしょう。専門医の数が増えれば、専門家のいる歯科医院も増えます。専門医のいる歯科医院は評判がよいとなれば、専門家を置こうと考える歯科医院も増えます。そんな好循環ができてくるのではないでしょうか。

「治療の優先順位」が違う

日本の歯科医療の問題点をもう一つ挙げると、「歯にとって大事なことは何か」の優先順位が曖昧《あいまい》なことがあります。

たとえばスウェーデンでは、歯にとって一番大事なのは、むし歯や歯周病といった「歯の病気を治す」ことです。

治療の優先順位は次のとおり。

病気↓機能障害↓審美の順です。

健康な歯があってこそ、食事もおいしく食べられるし、おいしく食べることは心と体の健康にもつながります。

実は、歯を失うのは老化ではなく、むし歯や歯周病によってなのです。この場合、次善の策として考えるのが「歯の機能障害の改善」です。歯を失ってうまく噛めなくなった場合、よく噛めるようにするために入れ歯治療やブリッジ治療、インプラント治療などを行います。

つまり、まずは自分の歯で噛めるようにする。それが無理なら、人工歯で噛める状態をつくる。これらを満たしたあと、ようやく「審美治療」となります。好感度を高めるため、あるいは自分に自信を持つために歯を白くしたり、歯並びをよくするといった具合です。

スウェーデンはこれらの優先順位がはっきりしていて、これもまた国民の歯の健康の向上に役立っています。

一方の日本は、病気を治さないで、機能障害、審美の治療ばかり行われているのが問題です。その結果、むし歯治療や歯周病治療にさほど力を入れず、歯が痛くなって駆け込んでくる患者さんを待つのが、基本スタンスになっています。

また駆け込んできた患者さんのむし歯や歯周病を治すことに、さほど熱心でない歯医者もいます。むし歯や歯周病の治療をするのは、基本的に自分の歯で食べられるようにするためです。おいしく食べるにあたって、自分の歯に勝るものはありません。

治療しだいで、まだまだ自分の歯で十分なのに、さっさと抜いてインプラントにすることを勧める歯医者も多くいます。そこにはむし歯や歯周病治療より、インプラントのほうが治療費が高いこともあります。

審美治療となれば、なおさらです。確かに見た目も大事ですが、まずは歯が健康であってこその見た目です。そのあたりの患者さんへの意識づけが、日本ではまだまだ不十分なように思います。

世界標準は「削らない」むし歯治療

日本の歯科治療が〝世界の非常識〟なのは、じつは初期むし歯についても同じです。

日本のむし歯治療というと、すぐに「削る」です。おそらく患者さんの多くも、むし歯で歯科医院に行くとき、「削る」を前提にしているはずです。けれども、いまの世界標準は「削らない」治療です。

むし歯治療には「外科治療」と「非外科治療」があります。外科治療は「削る」治療、非外科治療は「削らない」治療です。

「削らない」非外科治療には歯にフッ素を塗り、むし歯の進行を止める方法があります。「削らない」非外科治療の典型が、ホワイトスポットへの治療です。ホワイトスポットは、歯に見える白斑《はくはん》のことです。

ホワイトスポットができる原因は、大きく2つあります。ひとつは歯の表面のエナメル質が、きちんと形成されていないことです。子どもの頃の病気や栄養障害などによる場合もあれば、初期むし歯の場合もあります。

むし歯というと、歯の一部が黒くなるイメージがありますが、これは中期以降の症状です。むし歯の初期には黒ずみがなく、歯に白い斑点ができたように見えます。これがホワイトスポットです。

むし歯になると、むし歯菌の出す酸によって、歯のエナメル質を形成しているリンやカルシウムが溶けていきます。この段階では、歯のエナメル質が変質し、目に見えない小さな穴ができるくらいです。エナメル質は透明なので、溶けてできた穴が光の屈折などによって白い斑点のように見えるのです。

日本ではこのホワイトスポットも、削って治しています。削ったのち、そこに詰め物をするのですが、現在世界で行われている治療は「アイコン」を使ったものです。

アイコンは、２００９年にドイツのＤＭＧ社が販売を開始した薬剤です。アイコンをホワイトスポットに染み込ませると、エナメル質からリンやカルシウムの溶け出しが止まります。さらにエナメル質を補強して、むし歯菌による脱灰を防ぎます。

このやり方なら歯を削らず、初期むし歯を治療できるのです。もちろん、治療に伴う痛みもありません。

アイコンによる治療は、とくに歯と歯の間のむし歯で使います。歯と歯の間のむし歯は、治療が大がかりになりがちです。両方の歯を削ることになり、むし歯の大きさに比べて削る量はかなり多くなります。一方、アイコンによる治療なら、変質したエナメル質にアイコンを染みこませるだけなので、削る必要がありません。

ただし、アイコンを使う場合も、やはりラバーダムが必要です。アイコンは液状の樹脂をホワイトスポットに流し込むことで、穴を修復していきます。要は歯に樹脂を接着させるわけで、しっかり接着するには乾燥していることが大事です。口の中は高湿度なのでラバーダムで覆い、患部だけ露出させる必要があるのです。

アイコンを日本で治療で使っている歯医者はごくわずかではないでしょうか。私自身、4、5年前にイエテボリ大学の短期研修に出席した際に初めて知ったしだいです。

2020年代に入って、日本でも少しずつ浸透しているようですが、まだまだ一般的な治療法になっていません。

アイコンが日本で〝当たり前の治療〟にならない理由として、保険の適用外ということもあるでしょう。削ったほうが安くすむので、歯医者としては勧めにくい。患者さんも「たかが初期むし歯に、そんなにかかるの!?」となりかねません。

日本の保険制度の弊害は、こんなところにもあるように思います。

銀歯治療の問題点

日本におけるむし歯治療では、銀歯を使うケースがよくあります。削った箇所に金属の詰め物やかぶせ物を使ったり、ブリッジをするといった具合です。

銀歯を使うことが多いのは保険がきくからです。削った歯の代わりの人工歯には、セラミックやジルコニアなどもあります。ただしこれらは、保険の適用外です。経済的な理由で、銀歯を選ぶ傾向にあるのです。

銀歯は昔から使われてきた人工歯で、費用が安いのは患者さんにとって大きなメリットです。ただしデメリットもあり、歯が再びむし歯になりやすいのです。

これには、さまざまな理由があります。一つは、銀が錆《さ》びるからです。銀歯にして数年もすると、銀歯は黒ずんできます。これは錆びによるものです。

アクセサリーでも銀製品は、放っておくと黒ずんできます。これもやはり錆びで、とくに口の中は湿度が高いので、より黒ずみやすくなります。

銀歯が錆びるだけなら、美観だけの問題です。奥歯なら見えないので大丈夫と思うかもしれませんが、銀歯が錆びると、銀歯と歯の間に隙間が生まれます。そこにむし歯菌が入り込み、むし歯になりやすいのです。

銀歯には、ほかにも問題があります。

銀歯を使うことで、掌蹠膿疱症《しょうせきのうほうしょう》という病気になることもあります。手足にブツブツができる病気で、「痛くて歩けない」と訴える患者さんもいました。

口の中に異種金属があると、電流が流れます。「ガルバニー電流」と呼ばれるもので、口の中で金属が溶けることで起こります。

銀歯の人がアルミのスプーンを噛んで、いやな感じがしたことはないでしょうか。これがガルバニー電流です。口の中で違う金属が出合うことで、電流が流れるのです。

さらに金属が溶けて、歯茎を黒や紫色に染めることもあります。

世界で主流になりつつあるジルコニア

値段が安いとはいえ、銀歯にはさまざまな問題があります。そのため歯医者の家族がむし歯になっても、銀歯を選ぶことはありません。

私自身、小学校のときに奥歯がむし歯になり、歯医者である父に治療してもらったことがあります。このとき使ったのは、やはり金でした。保険適用ではありませんが、歯医者なら誰しも「長い目で見れば金のほうがいい」とわかっているからです。実際、すでに40年ほど経っていますが、いまだに問題なく使っています。

金のメリットは、溶けにくく錆びにくいことです。銀の問題点をすべてクリアしているのです。また表面がツルツルしているので、プラークやむし歯菌が付きにくくもあります。

さらに金は軟らかいので、詰め物やかぶせ物として使うとき、かみ合わせがなじみやすいという長所もあります。歯と金の間に隙間ができにくく、それだけむし歯菌や歯周病菌に侵されにくいのです。

また金と同様、保険適用ではありませんが、セラミックという選択肢もあります。セラミックは陶器のことで、お皿など食器にも使われます。陶器の中でも、とくに高品質のものを歯に使っています。

歯に詰めたりかぶせたりするほか、人工歯にも使います。セラミックもまた金属ではないので、銀のように錆びません。さらに、高級な陶器のお皿を洗えばツルツルした手触りになるように、セラミックの歯も磨けばツルツルになります。それだけプラークやむし歯菌が付きにくいといえます。

ちなみに世界では、人工歯にジルコニアを使うのが主流になりだしています。ジルコニアは厳密にはセラミック系の素材ですが、「人工ダイヤモンド」とも呼ばれています。それぐらい高い強度を持つうえ､色が白く透明で､見た目が天然の歯とほとんど変わりません。錆びたり変色する心配がなく、欠けたり割れたりすることも、まずありません。機能的にも審美的にも、現在のところ最も優れた人工歯です。

日本ではもちろん保険の適用外ですが、ジルコニアのメリットが徐々に知られるようになり、ジルコニアを選ぶ人も増えています。歯の健康に対する意識が高まっていけば、日本でもいずれジルコニアが主流になるかもしれません。

プラスチックは小さなむし歯にしか向かない

銀歯と同様、保険適用でできる素材にプラスチックがあります。安価なうえ、銀歯のように目立たないことから、プラスチックを選ぶ人も少なくありません。

とはいえプラスチックも、さまざまな問題があります。一つは強度です。プラスチックを歯にかぶせても、何か強い衝撃が加われば、割れたり、穴があいたりします。強度の面では、同じ保険適用でも銀歯のほうが安心です。

プラスチックが向いているのは、小さなむし歯に詰めるときです。歯科医療で使うプラスチックは、最初はトロトロの状態の液体です。これを穴に注ぎ、その後、光を当てて固めます。やはり穴との間に隙間ができにくく、再発防止策として有効です。

ただし、あくまでもラバーダムを使用した場合です。使用しなければ、治療中に入り込んだ唾液により、むし歯になるリスクがあります。ラバーダムを使うなら、小さくぴったたり穴を塞げるプラスチックは、よい素材といえます。

ただし、プラスチックの問題として、プラークが付きやすいことがあります。プラスチックの表面は、セラミックに比べて凹凸があるからです。

これはセラミックのお皿とプラスチックのお皿を洗ったときを考えれば、わかるでしょう。

セラミックのお皿は洗うとツルツルになりますが、プラスチックのお皿はどこかヌルヌルしています。汚れ（プラーク）もセラミックより付きやすいのです。

歯の表面にプラークが付く問題は、むし歯になりやすいだけではありません。バイキンが繁殖して、臭いを発することになります。セラミックなら、まったく臭いません。その意味でもプラスチックを使うのは、小さな穴を塞ぐ程度にとどめるべきです。

またセラミックと似た名前の素材に、「ハイブリッドセラミック」と呼ばれるものもあります。プラスチックにセラミックを混ぜたもので、かぶせ物や人工歯で使ったりします。かつては保険の適用外でしたが、現在は条件を満たせば適用されるようになっています。

名前に「セラミック」と付くだけに、ふつうのプラスチックよりセラミックに近そうですが、プラスチックであることは変わりません。

以前イエテボリ大学の短期研修で、スウェーデンにおけるハイブリッドセラミックの使用例を尋ねたことがあります。すると「ハイブリッドセラミックとは何だ？」という答えが返ってきました。

スウェーデンではあくまでもプラスチックだと考えられているようです。

歯医者が銀歯を勧める裏事情

以上見てきたように、歯の詰め物やかぶせ物などに使う素材は、長い目で見るなら高くても金やセラミックを選んだほうが安心・安全です。それなのに銀歯を選ぶ人が多いのは、経済的な問題以外に、歯医者側の事情もある気がします。

治療で詰め物やかぶせ物を使う、あるいは抜いた歯の代わりに人工歯を入れるとなったとき、歯医者は患者さんに、どの素材を使うか相談します。このとき最初に伝えるのは、たいてい価格です。
それぞれの値段を知り、銀歯が圧倒的に安いとわかれば「じゃあ、銀でお願いします」となるのは、ある意味自然です。

「銀歯は安いけれど、こんなデメリットがある」と前項で述べたような話をすれば、考えを変える患者さんもいるでしょう。ところが多くの歯医者は、さほど熱心に銀歯のデメリットや、金やセラミックのほうが安心・安全と伝えていないように思います。

歯医者が素材による違いを詳しく伝えないのは、一つは時間的余裕がないからです。すでに述べたように、むし歯治療の保険点数は低く抑えられています。利益を出すために、できるだけ一人あたりの患者さんにかける時間を抑えたいと考えています。そうなると患者さんが納得するまで、どの素材がよいか、あれこれ説明するのは難しいのです。

また銀歯を選んでもらったほうが、精神的にラクという問題もあります。銀歯は保険治療なので、値段が決まっています。一方で金やセラミックは保険適用外なので価格は決まっておらず、歯医者が自分で決めています。

金やセラミックの値段は歯科医院によってまちまちで、「あっちの歯科医院のほうが安かった」などと、あとで文句を言われる可能性もあります。

同じ金やセラミックを使った治療でも、素材や技術などによって価格が違うのは当然です。より丁寧に、その後のむし歯リスクなどがない治療を施すためには、それなりの価格になります。とはいえ、それを患者さんに理解してもらうのは難しく、「それなら銀歯を選んでもらえばいい」となるわけです。

インプラントは万能ではない

歯を失ったとき、日本で人気の高い治療にインプラント治療があります。インプラント治療は、新たに人工の歯を創建する治療法です。

具体的には、まず顎骨に支柱となる人工歯根（インプラント）を埋め込みます。人工歯根に使うのは、骨と結合しやすいチタンやチタン合金です。これを土台にして、人工歯を取りつけるのです。

似たものに差し歯がありますが、差し歯は歯根が残っているときに行います。歯根にコアと呼ばれる土台を取りつけ、その上に人工歯をかぶせます。

インプラント治療を考案したのは、やはりスウェーデンのイエテボリ大学です。1950年代にイエテボリ大学のペル・イングヴァール・ブローネマルク博士らが、チタンと骨が光学顕微鏡レベルで結合することを発見したことから研究が始まります。

この発見は、一つの偶然によるものです。ウサギを使った実験中に、骨の中にチタンを入れると、骨とチタンがくっつくことがわかったのです。ほかの金属は骨にくっつかないのに、チタンのみは骨にくっつく。そこからチタンを利用した、インプラント治療の研究が始まったのです。

以後、動物実験を含むさまざまな実験や研究が行われ、1965年に初めて患者さんに使われます。インプラントが開発されるまで歯を再建する選択肢は、入れ歯とブリッジくらいしかありませんでした。そこにもう一つ、インプラントが有望な選択肢として加わったのです。

現在、インプラント治療は世界中で行われ、よい治療法であることは間違いありません。

とはいえ万能ではなく、デメリットもあります。最大の問題は、自分の歯を残さないことです。

ダメになった歯を抜き、代わりにチタン製の人工歯根を入れるのがインプラント治療です。いかにインプラントが優れた人工歯でも、自分の歯に勝るものはありません。

スウェーデンをはじめ世界標準の考え方は、「自分の歯をできるだけ残す」というものです。自分の歯をどうしても残せないときに選択するのがインプラント治療で、けっして最善の治療法ではありません。

またインプラントを入れると、「インプラント周囲炎」と呼ばれる歯周病に似た症状が起こることがあります。プラークによってインプラントの周辺組織が炎症を起こし、やがては歯茎の中の骨が溶けだします。

歯磨きをはじめ日頃のメンテナンスを怠ると、プラークがインプラントと歯茎の間に入り込み、歯周病と同じような症状（インプラント周囲炎）になるのです。

インプラント周囲炎がやっかいなのは、天然の歯よりも進行が早いうえ、ふつうの歯周病より治すのに手間がかかることです。自分の歯に由来する歯周病の場合、ひどくても手術をすれば治ります。ところがインプラント周囲炎の場合、同じような手術で治る確率は2〜3割です。

そのため多くの場合、インプラントを抜くことから始まります。インプラントを抜くにはインプラントと結合している骨を削る作業が必要で、かなりの大手術になります。

サイナスリフトへの疑問

そもそもインプラント治療自体、ノーリスクではありません。2007年には治療ミスで患者さんが亡くなる、不幸な事例が東京都で起きています。

インプラント治療では手術のとき、神経や血管を傷つけることがあります。これ自体はさほど珍しい話ではありませんが、問題は動脈を傷つけたのに歯医者が気づかなかったことです。そのまま患者さんを帰してしまい、帰宅後、傷ついた動脈から大出血が起こり、窒息死してしまったのです。

また手術中に神経を深く傷つけてしまい、付近の筋肉が動かなくなることもあります。

あるいは手術後にインプラントが取れて、上顎洞《じょうがくどう》と呼ばれる奥歯の横にある穴にインプラントが入り込んだ事例もあります。このときは取り出すために、かなり大がかりな手術を行っています。

いずれも極めてレアケースですが、そのような危険があることも知っておく必要があります。

さらにインプラント治療で私が疑問を感じるのが、「サイナスリフト」と呼ばれる方法です。サイナスは上顎洞のことで、つまり奥歯の横にある空洞です。サイナスリフトでは、この上顎洞の底に骨補填材を入れて骨をつくります。

基本的にインプラントは、顎骨《がくこつ》に埋め込みます。ところが上の奥歯をインプラントにする場合、すぐ近くが空洞である上顎洞なので、インプラントを十分な深さまで埋め込めません。そこで空洞の一部を骨補填材で埋め、そこにインプラントを埋め込むのです。

いわばインプラントのために、本来なら骨がないところに人工的な骨をつくるのです。人の体には、それぞれ役割があります。空洞があるなら、そこは空洞である必要があるのです。

上顎洞の場合、空洞があることで呼吸によって採り入れた空気が、いったん温められ、加湿もされます。外気よりも暖かく湿度の高い空気が、肺に送られるようになっているのです。

その空洞を一部でも埋めることに、不自然さを感じます。実際、スウェーデンでは上の奥歯をインプラントにするときも、サイナスリフトはあまり行いません。サイナスリフトが盛んなのはアメリカで、日本はこれに倣《なら》っているのです。

スウェーデンで上の奥歯をインプラントにするときは、多少斜めになっても骨のある場所を探してインプラントを埋め込みます。手頃な場所に骨がないからといって、人工的に骨をつくったりしないのです。

アメリカでサイナスリフトが主流なのは、まっすぐインプラントを埋められるというレントゲンでの見た目もあるでしょう。実際、技術としては、まっすぐ埋めるほうが容易です。できるだけ自然な状態でいられるため、スウェーデンではあえて難しい手術を選んでいるのです。

「歯が抜けたらインプラント」はアメリカ流

むし歯や歯周病などで歯を失ったときの再建方法として、現在は「入れ歯」「ブリッジ」「インプラント」の3種類あります。

このうちインプラントは、「食べる」という点で入れ歯より優れています。同様にブリッジも「食べる」という点で入れ歯より優れています。

ではインプラントとブリッジのどちらがいいかというと、私は基本的にブリッジをお勧めしています。

ブリッジは、失った歯の両横の歯を削り、これらを土台に人工歯を支えるというものです。両横の歯と人工歯の3本で一体となるイメージです。入れ歯のように取り外す必要がなく、違和感が少ないのが特徴です。

ブリッジがインプラントより優れているのは、噛む力を自分でコントロールできることです。これは人工歯を支える両横の歯が、自分の歯だからです。

人間の歯は、繊細なセンサーの役割も果たします。たとえば食べ物の中に砂が入っていたら、すぐに「何かある」とわかります。そこで「噛むのを瞬時にやめる」ことができます。食べ物に応じて、噛む力もコントロールできます。

一方、インプラントの場合、歯と違って歯根膜《しこんまく》がないので、このコントロールができません。人工歯はセンサーのような役割を果たせません。

インプラントは、たとえるなら義足や義手のようなものです。たしかに義足や義手でも歩いたり物を持ったりできますが触覚はなく、微妙な力加減は難しいところがあります。インプラントも、これと同じです。

もちろん、ブリッジにもデメリットがあります。健康な歯を削らねばなりません。とはいえ「自分の歯に近い」という点で、ブリッジのほうが優れています。

ブリッジは自分の歯で人工歯を支えるので、多くの歯を失った人には適さないとされていました。

ところがイエテボリ大学のヤン・リンデ名誉教授が、歯がたくさん抜けた人でも、残った歯をそれぞれブリッジでつなげることで人工歯を支えられる「フルブリッジ」という方法を実用化されています。

インプラントを選ぶかどうかについては、その国の考え方が表れている気もします。

たとえば、アメリカはスウェーデンと逆です。アメリカではむし歯や歯周病が進行すると、すぐに抜歯してインプラントにすることを勧めます。一方、ヨーロッパはインプラントではなく、自分の歯を修復しつつ、長く使おうとします。

同じことが建物にもいえ、ヨーロッパでは昔の街並みをできる限り残そうとします。戦乱で街が破壊されても、壊れた建物を修理しながら、できるだけ長く使いつづけています。

一方アメリカは、もともと古い街並みが存在しません。だから、ダメになったものは、どんどん壊し、より新しくいいものをつくろうとします。

日本は歴史こそありますが、アメリカに倣う傾向があります。少なくとも歯については、古いものを大事にしながら、長く使い続ける発想ではないように思います。

患者の「歯のメンテナンス」を第一に考えていないセメントリテイン

前項でお伝えしたインプラントに対するヨーロッパとアメリカの違いは、インプラント治療自体にも表れています。

インプラント治療には「スクリューリテイン」と「セメントリテイン」の2種類あります。リテインは「保持する」の意味で、アメリカはセメントリテイン、ヨーロッパはスクリューリテインが主流です。

両者の違いは、人工歯を土台にどうくっつけるかです。セメントリテインは、文字どおりセメントでつなげます。スクリューリテインはスクリュー、つまりネジで取りつけます。

便利なのは、スクリューリテインのほうです。ネジで取りつけているので、いつでも人工歯を取り外せます。人工歯を外して定期的にメンテナンスできます。

一方、セメントリテインは、セメントでくっつけているので取り外しがしにくいためメンテナンスが難しいという欠点があります。そしてセメントリテインは、取りつける際にセメントが人工歯の周囲に残りやすい問題もあります。このセメントが、インプラント周囲炎を起こす原因にもなります。

そんなセメントリテインがアメリカではなぜ主流かというと、見た目はこちらのほうがいいからです。スクリューリテインの場合、人工歯にネジを取りつけるための穴をあけます。これが見た目に格好悪いことから、アメリカではセメントリテインが好まれるのです。

日本のインプラント治療ではどちらも選べますが、アメリカ式を好む歯医者が多いのが現状です。「こちらのほうが見た目がいいですよ」と説明されれば、患者さんも「ではセメントリテインで」となるでしょう。

とはいえインプラント周囲炎になるリスクを考えれば、スクリューリテインのほうが安心です。

すでに述べたように歯について考えるとき、あるべき優先順位は一番が「歯の病気を治す」、二番目が「歯の機能障害の改善」、そして最後が「審美」です。セメントリテインが優先しているのは「審美」です。

スクリューリテインが優先しているのは一番の「歯の病気」です。歯のトラブルへの対応のしやすさから、優先順位を考えるなら、スクリューリテインのほうが望ましいように思います（ただし、条件によってスクリューリテインができない場合もあります）。

日本にインプラント治療が多い本当の理由

インプラント治療は、日本の歯科治療の一つの柱になっています。確かに「噛める」ようになるという点で、インプラントはよい治療法の一つです。とはいえ歯を失った際の治療法として、日本はインプラントに偏りすぎているように感じます。

日本では患者さんのむし歯や歯周病が悪化していると、すぐに抜くことを考えます。そしてインプラントに置き換えることを勧めます。インプラントは広く認知された治療法で、それなりに歳を重ねた人なら、周囲にもインプラントにしている人が少なくありません。そこから「では、お願いします」ということにもなります。

しかし前項で述べたように、インプラントには問題点もあります。すでに述べたようにスウェーデンの歯科医療では、可能な限り自分の歯を残すことを考えます。それが無理な場合は、自分の歯により近いブリッジ治療にできないか検討し、それも無理な場合にインプラントを考えます。そして、インプラント周囲炎になりにくいスクリューリテインを選びます。

そうした過程を飛ばして、いきなりインプラント、それもセメントリテインで行う治療が、日本の歯科医療の現状です。

そこには日本の歯科医療が、アメリカの歯科医療に倣いがちなことがあるでしょう。そしてもう一つ、インプラントが自由診療ということもあるように思います。

繰り返し述べたように日本の保険制度では、むし歯や歯周病の治療の点数は低く抑えられています。患者さんにとってはありがたい話ですが、一方で歯医者にとっては場合によって赤字になりかねない治療です。

加えてラバーダムを使わない歯医者の場合、治療時に患部に細菌が入り、数年後に再発する可能性が高いのです。再発するたびに症状は悪化します。それなら「さっさと抜いてインプラントにしたほうがいい」となりやすいのです。

ここで、インプラントを勧める歯医者が多いのは、保険の根管治療に対し、インプラントは自由診療だからです。自由診療なら値段は歯医者が自由に決められ、それなりの利益を確保できます。

インプラントは1本50万円前後します。しかしラバーダムを行い、ちゃんと治療する自由診療の根管治療という選択肢もあります。日本では「インプラントがいい」という刷り込みもあり、高くても「インプラントで」ということになりやすいのです。

第5章

口の中の健康が健康寿命をのばす

むし歯や歯周病は全身病のもと

日頃からむし歯や歯周病にならない生活を送ることで、ほかの病気になるリスクも減らせます。

日本では「むし歯で痛くなってから治してもらえばいい」と軽く考えがちですが、むし歯や歯周病を放置することで、全身の病気にかかるリスクも高まるのです。

とくに歯周病については、糖尿病、脳梗塞、心筋梗塞、アルツハイマー、肺炎、インフルエンザなど、さまざまな病気と関係があることがわかっています。歯周病の罹患者は、糖尿病や心筋梗塞の発症率が数倍高いというデータもあります。

歯周病は、歯周病菌によって歯肉に炎症が起こり、歯根膜、歯槽骨、セメント質といった歯の周りの組織がなくなっていく病気です。その結果、最後は歯を支えきれなくなり、歯が抜け落ちるのです。

そして歯周病菌は、口の中にとどまらず、血管を通じて体中に広がり、体のあちこちに悪影響を及ぼすのです。

血管自体にも作用するので、動脈硬化も起こしやすくなります。また糖尿病患者の場合、歯周病が重度になると血糖値の管理が難しくなります。逆に歯周病が改善することで、血糖値も改善するという報告もあります。

そのため近年は、日本の病院でも患者に対して、歯周病を意識した治療をするようになっています。たとえば大きな手術をするとき、歯科医院で歯周病のチェックをしてもらうのは当たり前になっています。

歯周病菌が、血管を通じて手術する部位に悪影響を及ぼす危険があるからです。

またむし歯や歯周病で歯を失えば、それによる弊害もあります。たとえば残された歯の本数と認知症には、相関関係があるとされます。残された歯の本数と転倒しやすさも、関係性が指摘されています。歯が抜けることで体のバランスが取りにくくなり、つい転んでしまうケースが増えるのかもしれません。

お年寄りの転倒は、骨折にもつながりやすくなります。足を骨折して、そのまま歩けなくなってしまう人も少なくありません。

さらにいえば、むし歯や歯周病が悪化することで、メンタル面への悪影響もあります。むし歯や歯周病が悪化すれば、本人は歯の痛みに苦しみます。痛みによって不機嫌になったり、見た目が悪く人前で笑えなくなったり、無口になったりすれば、周りから疎まれることにもなりかねません。心身共に健康的な生活を送るうえで大きな障害にもなるのです。

見方を変えれば、口の中の健康が、健康寿命を延ばすのです。

歯周病と心筋梗塞・脳卒中の関係

前項では口の中の細菌（歯周病菌）が全身の病気と関連していることをお伝えしました。なかでも命に関わる怖い病気が、心筋梗塞や脳卒中といった血管の病気です。

血管が硬くなったり、詰まってしまうことを動脈硬化といいますが、この動脈硬化に歯周病菌が影響を及ぼしているといわれています。

動脈硬化が進むと、心臓に大きな負担がかかり、狭心症、心筋梗塞や脳卒中（脳梗塞、脳出血）のリスクが上がります。

心筋梗塞は心臓周辺の血管が詰まったため、脳卒中は脳内の血管が詰まったり（脳梗塞）、破れたり（脳出血）するために起こります。

心筋梗塞や脳卒中が恐ろしいのは、ある日突然やってくることです。いったん心筋梗塞や脳卒中になると、病院に運ばれても回復せず、そのまま死亡することもあります。あるいは命が助かっても、重い後遺症に苦しむこともあります。

そんな心筋梗塞や脳卒中の原因の一つが、歯周病なのです。口の中の歯周病菌が全身の血液内に流れ込み、血液をドロドロにしたり、血管を脆《もろ》くさせたりするからです。

心筋梗塞や脳卒中の原因は、いずれも血液がドロドロになったり、血管が脆くなることです。血液がドロドロになると血管が詰まりやすく、心臓周辺の血管に栄養が行き届かなくなります。

そのため心臓周辺の筋肉が壊死を始め、これが心筋梗塞になります。また脳内の血管が詰まると脳梗塞に、血管が破れると脳出血になります。もともと心臓周辺や脳内の血管には複雑なカーブが多く、このカーブ部分の血管が詰まったり、破れたりするのです。

歯周病菌は、この血液のドロドロ化を加速させます。しかも歯周病菌からは血管を脆くする炎症性物質も出ています。この炎症性物質は、わずか数分で全身の毛細血管まで行き渡ります。

歯周病が心筋梗塞や脳卒中を招きやすいことについては、すでにいろいろな報告もあります。

たとえば歯周病の人は、健康な人と比べて心筋梗塞のリスクが2倍に増えることがわかっています。同様に、健康な人の2・8倍、脳梗塞になりやすいといわれています。

2021年に発表された研究では、歯周病治療が血管内皮機能を改善し、炎症マーカーを低下させる可能性が示唆されています。

歯周病と糖尿病の関係

歯の病気の中でも、とりわけ歯周病と関係が深いのが糖尿病です。厚生労働省の「令和元年　国民健康・栄養調査」によると、日本では疑いのある人も含めて、5～6人に1人が糖尿病に罹患していると推定されています。

糖尿病は血糖値が高くなる病気。毛細血管が傷つけられるなどして、糖尿病網膜症、糖尿病腎症、糖尿病神経障害（以上、糖尿病の三大合併症）ほか、さまざまな合併症があることが知られています。

歯周病は糖尿病の6番目の合併症ともされています。糖尿病が悪化すると歯周病も悪化し、歯周病がさらに悪化すると糖尿病もより深刻化していくという関係にあります。

2020年に発表された論文では、歯周病は糖尿病のリスクを約20パーセント増加させ、糖尿病の人は歯周病のリスクが約3倍高いことが報告されています。

血液内の血糖値が高くなると、歯茎の毛細血管の血流が悪くなり、歯茎の炎症をひどくします。これが歯周病の悪化につながるのです。

歯周病治療が糖尿病患者のヘモグロビンA1c（糖尿病の進み具合を示す数値の一つ）の値を低下させたという研究報告もあります。

歯周病予防の根本は、すでに述べたようにプラーク（歯垢）コントロールです。歯に付いたプラークを除去することで歯周病になりにくく、糖尿病も予防できるのです。

歯周病と誤嚥性肺炎の関係

高齢者の肺炎の多くは誤嚥性肺炎といわれています。誤嚥（主に食べ物や唾液が気道に入り込むこと）によって発症する肺炎のことですが、この誤嚥性肺炎も、歯周病が原因で起こることがあります。歯周病の人は誤嚥性肺炎を発症するリスクが約3・5倍高いと報告されています。

歯の表面や歯の裏側、歯と歯茎の間などにプラークが付着すると、そこにさまざまな細菌がたまっていきます。この口の中の細菌が気管に入り、肺まで達すると肺炎になるのです。口の中の細菌は、ふだんは気管に入ることはありません。ところが歳をとって食道と気管の切りかえがうまくいかなくなると、口の中の細菌が気管を通じて肺に達し、肺炎を引き起こすのです。これが誤嚥性肺炎です。

高齢者に誤嚥性肺炎が多いのは、ふだんから口腔ケアが怠りがちなためでもあります。

歳をとると、歯磨きも若いころのようにきちんとできなくなります。また病気で入院したりすると、口を動かす機会が減り、口の中に細菌が停滞しやすくなります。そうした状態で食事中にむせこんだり、咳が止まらなくなったりすると、口腔内の細菌が気管から肺に達しやすいのです。

本人も気づかないうちに発症していることも多く、高齢者に多い死亡原因としても知られています。

誤嚥性肺炎を防ぐにはプラークコントロールが大事と世界で初めて報告したのは、私の師匠・岡本浩先生と師弟関係にある米山武義先生です。

米山先生は、スウェーデンのイエテボリ大学歯周病科でプラークコントロールを学び、これを日本の高齢者施設で実践したところ、誤嚥性肺炎が半分に減ったのです。

以後、高齢者の口腔ケアが、肺炎発症リスクを約40パーセント低下させたなど、誤嚥性肺炎を予防したという報告が数多くなされています。

歯周病とインフルエンザの関係

厚生労働省の発表によると、例年のインフルエンザの感染者数は、国内で推定約1000万人いるといわれています。死亡する人も少なくないインフルエンザですが、これも口の中を清潔に保つことで予防できることがわかっています。

ある実験で、口の中を週1回歯科衛生士にきれいにしてもらっていた人と、そうでなかった人を比較しました。

その結果、口の中のプラークを取り除き、清潔に保った人のほうがインフルエンザを含む呼吸器官感染症の発症を大幅に低下させたという報告もあります。

インフルエンザ予防には、よく「うがいが大切」といわれます。確かに、うがいも大事ですが、歯周病予防に歯みがきや歯科衛生士による歯のクリーニングを定期的に受けることが、インフルエンザ予防にもつながるのです。また新型コロナウイルス予防についても同じように考えられています。

歯を失わないことは健康寿命の必須条件

ここまで歯周病を中心に、体の健康との関係を述べてきました。歯を失わないことが、健康な生活を送るためには重要です。むし歯や歯周病で歯を失うほど、心身の健康が失われていきます。

歯の本数と認知症には、相関関係があるとお伝えしました。残された歯の本数と転倒しやすさの関係も指摘されています。

骨密度が低下している高齢者の転倒ともなれば、骨折にもつながりやすくなります。足を骨折して数週間もベッドの上にいることになれば、そのまま寝たきり生活にもなりかねません。

むし歯や歯周病で歯を1本、また1本と失うのは、喪失感にもつながります。喪失感は、人を老け込みやすくもします。歯の多くを失えば、食べる楽しみも失われていきます。歯を失えば失うほど、人生を積極的に生きにくくなるのです。

歯を抜かないまでも、むし歯や歯周病が悪化すれば、これもまたメンタル面に影響を及ぼします。歯痛に苦しめば集中力が失われ、仕事で判断を誤ることにもなります。

歯痛は、本人を苦しめるだけではありません。痛みによって不機嫌になったり、無口になれば、周りから疎まれることにもなります。オフィスであれば、仕事に支障をきたすことにもなります。家庭であれば、家族に不快な思いをさせることにもなります。

歯周病とインフルエンザ、肺炎、コロナの関係についてもお伝えしました。

つまり歯の健康は、日々の生活に直結しています。何度も述べたように、歯はできるだけ抜かず、長持ちさせるのが世界の常識になっています。そのほうが、より長く心身が健康でいられるからで、そのために重要なのが日々の口腔ケアなのです。口腔ケアをきちんと行っている人ほど、長く健康な人生を楽しめるのです。

コラム

歯医者が教える歯医者の選び方

多くの日本人は「日本の歯科医療は優れている」と思っているのではないでしょうか。優れていないまでも、「普通」ぐらいには思っているでしょう。日本は先進国であり、ハイテク国でもあります。そんな日本の歯科医療が世界的に遅れているとは、よもや思わないはずです。

体感的にも、「日本の歯科医療は進歩した」と思っている人は多いでしょう。昔に比べて、歯科医院のイメージはずいぶん変わりました。昔の歯科医院は「怖いところ」というイメージがありました。建物は無機質で、歯医者も無愛想な人が多く、疑問や質問があっても聞きづらい雰囲気がありました。

それがいまは新しく、オシャレな外観の歯科医院も増えています。歯医者やその他スタッフたちも親切で、初診の患者さんにも笑顔で丁寧に対応してくれるケースがほとんどです。

確かに表面的には、日本の歯医者はずいぶん進化しました。ただ医療技術となると、どうでしょうか。いまから40年前、1980年代頃の日本の歯周病治療は、基本的に「ガリガリ歯石を取る」というものでした。当時はこれが世界の当たり前で、ほかの国でも同じでした。

ところが日本では40年経った現在でも、ガリガリ歯石を取る治療が標準です。これが私が「日本は40年遅れている」と考える理由です。ほかの先進国はもちろん、タイやマレーシアなど東南アジアの国々や中国にも後れをとっています。

いまやフェイスブックやインスタグラムなどで、世界中の歯医者の様子を知ることができます。彼らがアップしている治療中の写真を見ると、みな当たり前のようにラバーダムを使用しています。

第4章で述べたように、私はかつてマレーシアでの開業を考えたことがあります。理由は保険制度のない国で治療するためです。保険制度があるから、日本の歯科治療は世界に後れをとったと考えるからです。

シンガポール、タイ、カンボジア、香港、マカオなど、いろいろな国にアクセスし、その中で話が進んだのがマレーシアでした。政府の関係者と話すところまで行きましたが、最終的にライセンスの問題や、開業にはマレーシア人が半分以上の株を持たなければならないといった権利上の問題もあり、断念せざるを得ませんでした。

以後は日本で、本書で繰り返しお伝えした、健康寿命の決め手となる「歯を残すための最新治療」を伝えつづけています。たとえば、ラバーダム治療はもとより、本書でご紹介したGBTを用いた歯周病治療、アイコンを使った初期むし歯の治療など、日本では普及していないけれど、世界では当たり前の治療、そして「予防」に力を入れています。

おかげさまで徐々に評判が伝わり、定期検診からむし歯や歯周病治療などで「世界では当たり前の治療」を求めて、遠方からいらっしゃる患者さんも増えています。

いい歯医者が育ちにくい日本の環境

日本の歯科医療だけ世界から取り残された理由として、もう一つ、歯科大学の問題もあります。それを端的に示すのが、ラバーダム治療です。世界では常識となっているのに、なぜか日本の歯科大学では、ほとんど教えません。授業で少し触れる程度です。

ラバーダム治療ができるようになるには、知識だけでなく、トレーニングも必要です。

開業してから学ぶのはハードルが高く、これも日本でラバーダム治療が進まない理由の一つでしょう。

大学できちんと教えていれば、そんなこともなくなるのに、改善の兆しは見えません。日本の歯科大学病院では、根管治療の専門の科もあります。そこでさえラバーダム治療をやらない先生がいるのが実情です。

さらにいえば、「英語の壁」もあります。世界では歯科医療について、さまざまな研究が行われ、新しい論文もどんどん出ています。

ただし大半は英語で、英語が読めなければ、最新の研究を知ることができません。私も新しい論文に触れるようにしていますが、読むのに時間がかかり、なかなか思うにまかせません。結局、海外事情を知るには海外にいる日本人から話を聞くぐらいしかなく、スピードの遅さを感じます。

幸いにも私は歯周病学の日本におけるパイオニアである岡本浩先生のもとで、いまも学ぶことができています。またイエテボリ大学で行っている、外国人向け短期研修を定期的に受けたりもしています。

岡本先生に限らず、歯科医療先進国であるスウェーデンやドイツ、アメリカなどで学んだり働いた経験のある先生は、ほかにもいらっしゃいます。そうした方々の中には、日本の歯科医向けの勉強会を開いている先生もいます。

日本にいても、その気になれば学ぶ機会はたくさんあり、そうしたところで学ぶ歯医者がもっと増えてほしいところです。

●「安くていい治療」は、この世に存在しない

歯医者に限らず、医者には４つのタイプがあります。「安くていい治療をする医者」「安くてひどい治療をする医者」「高くていい治療をする医者」「高くてひどい治療をする医者」です。

このうち「ひどい治療」をする歯医者は問題外として、患者さんにとって最も望ましいのは「安くていい治療をする歯医者」でしょう。しかし「安くていい治療をする歯医者」は、この世に存在しません。すでに述べたように、経営的に無理だからです。

現行の保険制度では、むし歯治療の点数は低くなっています。歯医者が患者さんのため

にじっくり丁寧な治療をしようとすると、人件費や材料費、光熱費など差し引くと赤字になります。そのため、多くの歯医者はあまり時間をかけず、数をこなすことを考えます。その結果、本当にいい治療を施せないのです。

患者さんが「安くていい治療をしてもらった」と思っても、実際は違います。だから治したむし歯が再発することにもなります。

いい治療を受けるには保険を使わず、自費診療にすることです。価格は高くなりますがいい治療を受けられる可能性が高くなります。

保険を使わず、あえて自費診療を勧める歯医者は、患者さんに納得してもらうため勉強熱心な人がほとんどです。最新の知見を活かしながら、世界レベルに近い治療を行ってくれます。

もちろん、なかには、後述するように「高くてひどい治療」をする歯医者もいます。それでも「歯の健康を守りたい」「歳をとっても、できるだけ自分の歯を残したい」と考えるなら、以上のような発想転換をしていただきたいと思います。

「ラバーダム治療をしているか」が一つの目安

「いい治療をする歯医者」を見つける方法は、いくつかあります。一つは、ラバーダム治療をしているかどうかです。

すでに述べたようにラバーダム治療は、患部周辺にゴムの膜を張り、患部だけ露出させて行う治療法です。患部に口の中の細菌が侵入するのを防ぎ、また湿度の高い口の中と隔てることで、詰め物の接着など、乾燥した環境が必要な場面でも役立ちます。

治療の成功率を高めるうえでラバーダムの使用は最低条件で、世界でも標準的な治療法になっています。ところが日本ではラバーダムを使用する歯医者は、ごくわずかです。全体の1割ともいわれます。だからこそラバーダムを使っている歯医者なら、「いい治療」を行ってくれる確率が高まります。

ラバーダム治療を行っているかどうかは、その歯科医院のホームページから見当がつきます。「ラバーダム」で検索すれば、ラバーダム治療について解説している歯科医院が出てきます。当然、ラバーダム治療を行っています。

ただしすでに述べたように、ラバーダム治療は保険点数がゼロです。保険適用で行ったのでは赤字になってしまいます。自費診療になる可能性が高いですが、だからこそ「いい歯医者」を見つけることにもなるのです。

では逆に、「高くてひどい治療をする歯医者」とは、どのような歯医者でしょう。簡単にいえば、自費診療を勧めながら、肝心のラバーダムを使っていない歯医者です。

ある患者さんのケースです。東京のとある歯科で、保険適用外の治療を受けました。前歯4本に高価なセラミックのかぶせ物を施し、見た目は大変きれいでした。

その方が子どもを妊娠中のときです。突然、激しい歯痛に襲われ、歯がちょっと当たるだけで、涙が出るほど痛かったそうです。

彼女は医者だったので、自分で処方した抗生物質を飲んで凌《しの》いでいましたが、それでも耐えられなくなり、顔もお岩さんのように膨れ上がってしまいました。

彼女は妊娠中だったので、薬や抗生物質の処方には注意が必要です。彼女の通っている産婦人科医と相談し、リスクとベネフィットを考えた結果、飲んだほうがいいとなり、痛み止めや抗生物質を使いながらの治療となりました。

見ると根っこが激しい炎症を起こしていて、根尖性歯周炎にかかっていることがわかりました。同僚の歯科医も驚くほどひどい状態で、彼女の受けた根管治療がいかにずさんだったかがわかりました。ラバーダムをせずに治療したため、前歯に菌が残り、そこから菌が増殖していったのです。

家屋を新築するにしろ、どんなにきれいな家屋を建てても、土台が腐っていたら、その家屋は早々に駄目になってしまいます。歯も同じです。どんなにきれいに治療をしても、土台の部分が不潔なままなら、歯は傷み、やがて使い物にならなくなるのです。

ホームページでわかる信頼できる医者

いまは多くの歯科医院が、ホームページで自分たちがどのような治療を行っているかを紹介しています。ラバーダム治療を行っている歯科医院は、写真付きでラバーダム治療を行っていることを紹介していたりします。

じつはホームページで、もう一つ判断材料になる箇所があります。歯医者のプロフィールです。所属している学会が書いてあれば、そこに注目してください。

「歯周病学会」や「歯内療法学会」とあれば、よい治療を行っている可能性が高いです。歯周病学会は歯周病を治すための学会、歯内療法学会は根管治療をきちんと行うための学会です。歯周病や根管治療に対する関心が高いはずで、それなりの知見も持っていると考えられます。

ただし実際の治療で、必ずしもラバーダムを使っているとは限りません。ホームページでラバーダムについて触れていないなら、おそらく使っていません。そのうえで受診するかどうか判断してください。

ちなみにホームページを持っていない歯科医院、持っていても診療時間や地図程度しか載せていない歯科医院は、あまりに情報不足で、患者さんに自分たちを知ってもらおう、新しい歯科医療に取り組もうという意識が感じられない気がします。

患者の口コミは当てにならない

歯科医院を探すとき、つい頼りがちなのが口コミです。近所の人や仕事の同僚などから

「あそこは感じがよかった」「治してもらったけど痛くなかった」などと聞くと、「そこへ行ってみようか」という気にもなりがちです。あるいはネットの口コミ情報を見て、よさそうなところを見つけて決める人もいるでしょう。

ただこうした情報は、あまり、うのみにはできません。これが飲食店やホテルなどなら、ある程度当てにできます。かりに行ってみてガッカリすることになっても、次から行かなければいいだけです。

歯科医院の場合、そうはいきません。「感じがよかった」「痛くなかった」は一見、大事な情報ですが、その歯医者がどのような治療をしたかまではわかりません。何度も述べているように、治してもらったはずのむし歯が、じつは中に細菌が残っていて、数年後に再発することもあります。

もし再発しても、それを「以前の治療が悪かったから」と気づく人は、まずいません。つまり患者さんからの評判がいいからといって、いい歯医者かどうかはわかりません。やはりその歯科医院のホームページが判断材料になります。

もう一つ、いい歯医者を見つける方法として、ＡＦＤ会員かどうかもあります。ＡＦＤ

はスウェーデン式の歯科医療を学ぶための臨床実践3カ月コースを修了した歯科医師の会です。コースでは岡本浩先生が講師を務めます。AFD会員のクリニックであれば、スウェーデン式の歯科治療を受けられる可能性が高いです。

巻末にAFD会員の歯科医院を検索できるサイト（エルバ）のアドレスを載せましたので、ご参考にしていただければ幸いです。

おわりに　世界標準の歯科医療が当たり前の時代を目指して

本書で日本の歯科医療について、かなり厳しく述べてきました。とはいえ、熱意のある歯医者が存在していることも確かです。その中にはラバーダム治療もできるし、世界レベルの技術を持っている人もいます。

私はこのような歯医者を増やすため、「日本の歯科医療をよくしたい」という志を持つ歯医者の方々に向けたコーチングを始めています。スウェーデンまで研修に行きたくても行けない人たちに、スウェーデンで得た知見を伝えるといったものです。

志があるのに経営がうまくいかない歯医者の方たちのお手伝いをして、よい歯科医療を行う歯科医院を増やしていきたいと思っています。

患者さんに情報発信するため、ユーチューブも始めました。配信を通じて、患者さんが本書で紹介したむし歯・歯周病〝予防〟のためのセルフケアをはじめ世界の歯科医療の常識を知れば、そのような医療を求める人も増えます。患者さんが求めるようになれば、求めに応じて学ぼうとする歯医者も増えていきます。

私のところに来る患者さんにも、イエテボリ法やラバーダム治療を知っている方が増えています。これらを知らない、知っているけれどやっていない歯医者が、「えっ、やってないんですか!?」と患者さんに驚かれる。そんな時代が来ることを願っています。

最後に、本書の執筆にあたり、恩師である岡本浩先生、竹内泰子先生の御指導に深謝いたします。また、出版の実現に尽力してくださった青春出版社の野島純子さん、DreamMakerの飯田伸一さん、ホームメンターズの加賀田裕之さん、興和サインの高橋芳文さんに心より感謝申し上げます。

前田一義

主な参考文献

『スウェーデンスタイルがあなたの歯を守る』岡本浩・竹内泰子 著、海苑社、2013年

Fluoride toothpastes of different strengths for preventing tooth decay - Cochrane

WHO Oral Health Country/Area Profile Programme, Swedish National Board of Health and Welfare reports

Demmer, R. T., Jacobs, D. R., & Desvarieux, M. (2008). Periodontal disease and incident type 2 diabetes: results from the First National Health and Nutrition Examination Survey and its epidemiologic follow-up study. Diabetes care, 31(7), 1373-1379.

Borgnakke, W. S., Ylöstalo, P. V., Taylor, G. W., & Genco, R. J. (2013). Effect of periodontal disease on diabetes: systematic review of epidemiologic observational evidence. Journal of periodontology, 84(4-s), S135-S152.

Humphrey, L. L., Fu, R., Buckley, D. I., Freeman, M., & Helfand, M. (2008). Periodontal disease and coronary heart disease incidence: a systematic review and meta-analysis. Journal of general internal medicine, 23(12), 2079-2086.

Blaizot, A., Vergnes, J. N., Nuwwareh, S., Amar, J., & Sixou, M. (2009). Periodontal diseases and cardiovascular events: meta-analysis of observational studies. International dental journal, 59(4), 197-209.

Rad, M., Kakoie, S., Niliye Brojeni, F., & Pourdamghan, N. (2010). Effect of Long-term Smoking on Whole-mouth Salivary Flow Rate and Oral Health. Journal of Dental Research, Dental Clinics, Dental Prospects, 4(4), 110–114.

Petrušić, N., Posavac, M., Sabol, I., & Mravak-Stipetić, M. (2015). The Effect of Tobacco Smoking on Salivation. Acta Stomatologica Croatica, 49(4), 309–315.

Berndt, C. C., Wingel, L., Krüger, S., Meysel, A., & Pechstein, U. (2015). Nicotine's effect on salivary gland function. Der Nuklearmediziner, 38(02), 132-138.

Tomassini, S., Cuoghi, V., Catalani, E., Casini, G., & Bigiani, A. (2007). Long-term effects of nicotine on rat fungiform taste buds. Neuroscience, 147(3), 803-810.

Vogler, B. K., Pittler, M. H., & Ernst, E. (2016). The efficacy of ginseng. A systematic review of randomised clinical trials. European Journal of Clinical Pharmacology, 55(8), 567-575.

Graves, D. T., Corrêa, J. D., & Silva, T. A. (2020). The Oral Microbiome Is Altered in Association with Diabetic Status. Journal of Dental Research, 99(6), 650-664.

Baeza, M., Morales, A., Cisterna, C., Cavalla, F., Jara, G., Isamitt, Y., ... & Gamonal, J. (2020). Effect of periodontal treatment in patients with periodontitis and diabetes: systematic review and meta-analysis. Journal of Applied Oral Science, 28.

Sanz, M., Marco del Castillo, A., Jepsen, S., Gonzalez - Juanatey, J. R., D'Aiuto, F., Bouchard, P., ... & Wimmer, G. (2020). Periodontitis and cardiovascular diseases: Consensus report. Journal of Clinical Periodontology, 47(3), 268-288.

Kebschull, M., Demmer, R. T., & Papapanou, P. N. (2021). Periodontal Health and Gingival Diseases and Conditions on an Intact and a Reduced Periodontium: Consensus Report of Workgroup 1 of the 2017 World Workshop on the Classification of Periodontal and Peri - Implant Diseases and Conditions. Journal of Clinical Periodontology, 48(4), 598-611.

Dominy, S. S., Lynch, C., Ermini, F., Benedyk, M., Marczyk, A., Konradi, A., ... & Potempa, J. (2019). Porphyromonas gingivalis in Alzheimer's disease brains: Evidence for disease causation and treatment with small-molecule inhibitors. Science Advances, 5(1), eaau3333.

Beydoun, M. A., Beydoun, H. A., Hossain, S., El-Hajj, Z. W., Weiss, J., & Zonderman, A. B. (2020). Clinical and Bacterial Markers of Periodontitis and Their Association with Incident All-Cause and Alzheimer's Disease Dementia in a Large National Survey. Journal of Alzheimer's Disease, 75(1), 157-172.

van der Maarel-Wierink, C. D., Vanobbergen, J. N., Bronkhorst, E. M., Schols, J. M., & de Baat, C. (2013). Oral health care and aspiration pneumonia in frail older people: a systematic literature review. Gerodontology, 30(1), 3-9.

Manger, D., Walshaw, M., Fitzgerald, R., Doughty, J., Wanyonyi, K. L., White, S., & Gallagher, J. E. (2017). Evidence summary: the relationship between oral health and pulmonary disease. British Dental Journal, 222(7), 527-533.

参考サイト

エルバ 「スウェーデンスタイル」の歯科診療 http://www.elva.co.jp/swedenstyleclinic
(スウェーデンスタイルを実践する、AFD会員の勤務する全国の歯科医院を検索できます)

青春新書
INTELLIGENCE

こころ涌き立つ「知」の冒険

いまを生きる

”青春新書“は昭和三一年に――若い日に常にあなたの心の友として、その糧となり実になる多様な知恵が、生きる指標として勇気と力になり、すぐに役立つ――をモットーに創刊された。

そして昭和三八年、新しい時代の気運の中で、新書”プレイブックス“にその役目のバトンを渡した。「人生を自由自在に活動《プレイ》する」のキャッチコピーのもと――すべてのうっ積を吹きとばし、自由闊達な活動力を培養し、勇気と自信を生み出す最も楽しいシリーズ――となった。

いまや、私たちはバブル経済崩壊後の混沌とした価値観のただ中にいる。その価値観は常に未曾有の変貌を見せ、社会は少子高齢化し、地球規模の環境問題等は解決の兆しを見せない。私たちはあらゆる不安と懐疑に対峙している。

本シリーズ”青春新書インテリジェンス“はまさに、この時代の欲求によってプレイブックスから分化・刊行された。それは即ち、「心の中に自らの青春の輝きを失わない旺盛な知力、活力への欲求」に他ならない。応えるべきキャッチコピーは「こころ涌き立つ”知“の冒険」である。

予測のつかない時代にあって、一人ひとりの足元を照らし出すシリーズでありたいと願う。青春出版社は本年創業五〇周年を迎えた。これはひとえに長年に亘る多くの読者の熱いご支持の賜物である。社員一同深く感謝し、より一層世の中に希望と勇気の明るい光を放つ書籍を出版すべく、鋭意志すものである。

平成一七年

刊行者　小澤源太郎

著者紹介

前田一義〈まえだ・かずよし〉

歯科医師。日本歯周病学会認定医。2003年日本歯科大学を卒業。仁愛歯科クリニック副院長を経て、現在、医療法人社団康歯会理事長、前田歯科医院　院長をつとめる。歯周病治療の第一人者・岡本浩氏、竹内泰子氏に師事。歯科世界最高峰であるスウェーデンのイエテボリ大学をはじめ、海外での研修を定期的に受講して最新の治療法を学び、世界標準の歯科治療に精通している。

HP　https://www.yobo.dental/　LINE

歯《は》を磨《みが》いても
むし歯《ば》は防《ふせ》げない

青春新書
INTELLIGENCE

2024年11月15日　第1刷
2024年12月30日　第2刷

著　者　前《まえ》田《だ》一《かず》義《よし》

発行者　小澤源太郎

責任編集　株式会社プライム涌光
電話　編集部　03(3203)2850

発行所　東京都新宿区若松町12番1号 〒162-0056　株式会社青春出版社
電話　営業部　03(3207)1916　振替番号　00190-7-98602

印刷・中央精版印刷　製本・ナショナル製本

ISBN978-4-413-04708-1